Sobre as NCCN Guidelines for Patients®

NCCN National Comprehensive Cancer Network®

AF877980

Você sabia que os principais centros de câncer nos Estados Unidos trabalham em conjunto para melhorar o tratamento oncológico? Essa aliança de centros de câncer líderes é chamada de National Comprehensive Cancer Network® (NCCN®).

O tratamento oncológico está em constante mudança. A NCCN desenvolve recomendações para o tratamento oncológico baseadas em evidências para profissionais de assistência médica em todo o mundo. Essas recomendações atualizadas com frequência estão disponíveis nas NCCN Clinical Practice Guidelines in Oncology (NCCN Guidelines®). As NCCN Guidelines for Patients explicam claramente as recomendações de especialistas para pessoas com câncer e para cuidadores.

Essas NCCN Guidelines for Patients se baseiam nas NCCN Clinical Practice Guidelines in Oncology (NCCN Guidelines®) para câncer de pulmão de células não pequenas, versão 7.2024 — 26 de junho de 2024.

Consulte as NCCN Guidelines for Patients gratuitamente on-line
NCCN.org/patientguidelines

Encontre um centro de câncer da NCCN perto de você
NCCN.org/cancercenters

Conecte-se conosco

Apoiadores

NATIONAL COMPREHENSIVE CANCER NETWORK®
NCCN FOUNDATION
Guiding Treatment. Changing Lives.

As NCCN Guidelines for Patients têm o apoio e o financiamento da NCCN Foundation®

A NCCN Foundation agradece aos seguintes apoiadores corporativos por ajudar a disponibilizar as NCCN Guidelines for Patients: AstraZeneca; Boehringer Ingelheim Pharmaceuticals, Inc.; Bristol Myers Squibb; Exact Sciences; Janssen Biotech, Inc.; Regeneron Pharmaceuticals, Inc.; e Sanofi Genzyme.

A NCCN adapta, atualiza e organiza as NCCN Guidelines for Patients de forma independente. Nossos apoiadores corporativos não participam do desenvolvimento das NCCN Guidelines for Patients e não são responsáveis pelo conteúdo e pelas recomendações nelas contidas.

Para fazer uma doação ou saber mais, acesse on-line ou envie um e-mail

NCCNFoundation.org/donate

PatientGuidelines@NCCN.org

Índice

© 2024 National Comprehensive Cancer Network, Inc. Todos os direitos reservados. As NCCN Guidelines for Patients e ilustrações aqui contidas não podem ser reproduzidas de nenhuma maneira para qualquer fim sem a autorização expressa por escrito da NCCN. Ninguém, incluindo médicos ou pacientes, pode usar as NCCN Guidelines for Patients para qualquer fim comercial e não pode alegar, representar ou pressupor que as NCCN Guidelines for Patients que tenham sido modificadas de qualquer maneira sejam derivadas, baseadas, relacionadas ou resultem das NCCN Guidelines for Patients. As NCCN Guidelines são um trabalho em andamento e podem ser redefinidas sempre que novos dados significativos forem disponibilizados. A NCCN não oferece garantias de qualquer tipo sobre o respectivo conteúdo, uso ou aplicação, e se exime de qualquer responsabilidade pela sua aplicação ou uso de qualquer modo.

A NCCN Foundation busca apoiar os milhões de pacientes e suas famílias afetados por um diagnóstico de câncer pelo financiamento e distribuição das NCCN Guidelines for Patients. A NCCN Foundation também está comprometida com o avanço do tratamento do câncer por meio do financiamento de médicos promissores do país no centro de inovação em pesquisa sobre o câncer. Para obter mais informações e a biblioteca completa de recursos para o paciente e cuidadores, acesse NCCN.org/patients.

National Comprehensive Cancer Network (NCCN) e NCCN Foundation
3025 Chemical Road, Suite 100, Plymouth Meeting, PA 19462 USA

1

Princípios básicos sobre o câncer de pulmão

Se estiver lendo isso, você ou alguém de quem cuida pode ter câncer de pulmão de células não pequenas (CPCNP). É o tipo mais comum de câncer de pulmão. Neste capítulo, você aprenderá que tipo de câncer é este e o que significa se for metastático.

O que é CPCNP?

O câncer de pulmão de células não pequenas (CPCNP) é um tipo de câncer de pulmão. Outro tipo de câncer de pulmão é o câncer de pulmão de células não pequenas — um câncer diferente abordado em outro livro.

As células de câncer de pulmão crescem sem controle. Elas não morrem quando deveriam e produzem novas células cancerosas, que se tornam tumores.

As células cancerosas também não permanecem no mesmo lugar. Elas podem se separar do tumor, se disseminar para fora do pulmão e formar mais tumores.

O CPCNP é um tipo de carcinoma pulmonar

Quase todos os cânceres de pulmão são carcinomas. Os carcinomas pulmonares são formados por células que revestem as vias respiratórias dos pulmões. As vias respiratórias dos pulmões são os brônquios, os bronquíolos e os alvéolos.

CPCNP é o carcinoma de pulmão mais comum. Outros carcinomas de pulmão são os tumores neuroendócrinos. Informações sobre tumores neuroendócrinos do pulmão estão disponíveis em

Vias respiratórias dos pulmões

O ar que você respira percorre uma série de vias respiratórias. Ele percorre a garganta e a traqueia. A traqueia se divide em duas vias respiratórias chamadas de brônquios. Dentro do pulmão, cada brônquio se divide em vias respiratórias menores chamadas de bronquíolos. No fim de cada bronquíolo estão sacos chamados de alvéolos. O oxigênio é transferido do ar para o sangue no alvéolo.

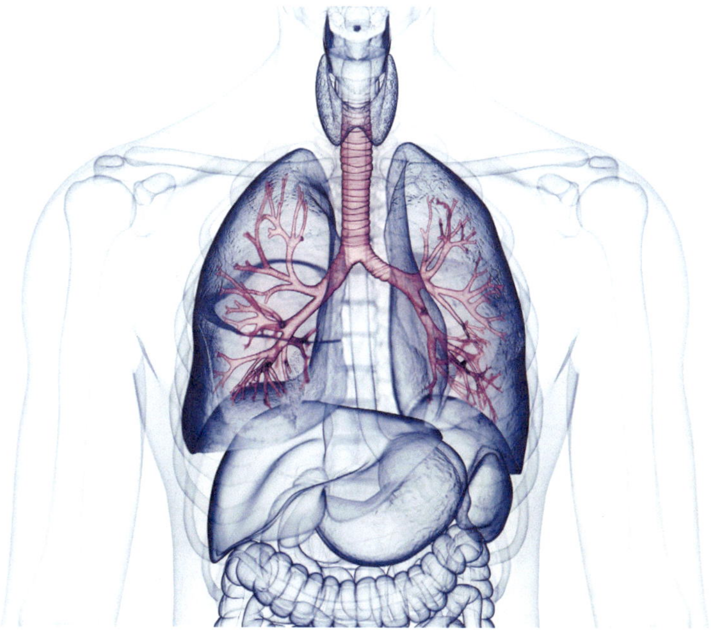

NCCN.org/patientguidelines e no aplicativo NCCN Patient Guides for Cancer.

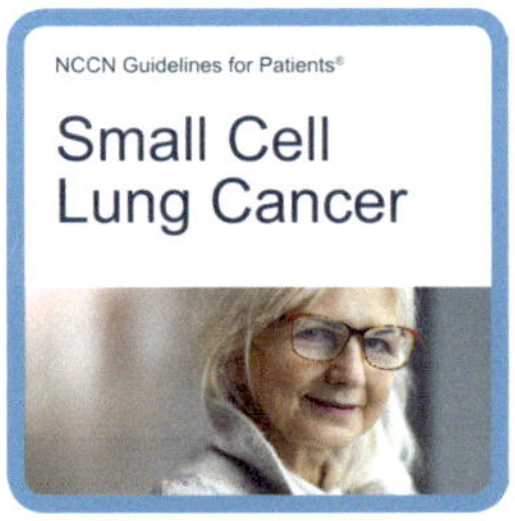

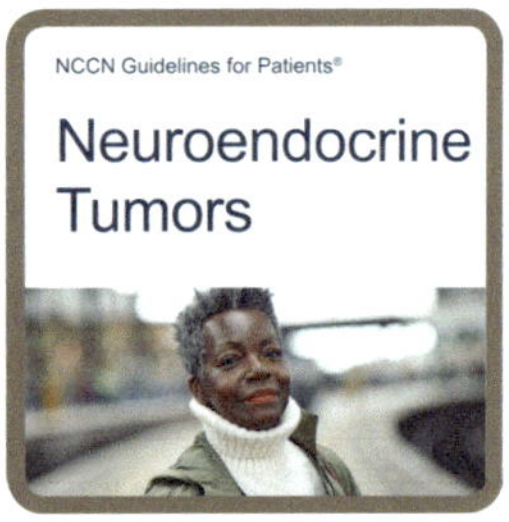

São vários os tipos de CPCNP

Cada tipo de CPCNP se forma a partir de um tipo de célula específico. Abaixo estão os tipos comuns de CPCNP:

- O **adenocarcinoma** costuma se formar a partir de células que revestem os alvéolos e produzem muco. É o tipo mais comum de CPCNP.
- O **carcinoma de grandes células** se forma a partir de quaisquer células grandes que são encontradas nas vias respiratórias.
- O **carcinoma de células escamosas** se forma a partir de células que revestem os brônquios.

O que CPCNP metastático?

O CPCNP metastático é um câncer de pulmão que se disseminou para outros órgãos. O CPCNP pode se disseminar para o cérebro, fígado, ossos, glândulas suprarrenais e de um pulmão para o outro. O CPCNP metastático também inclui câncer de pulmão que se disseminou para o revestimento dos pulmões.

Estágios e metástase de câncer

Um estágio do câncer descreve a extensão do câncer de pulmão no corpo. Os principais estágios do câncer de pulmão costumam ser escritos com números romanos — estágios I (1), II (2), III (3) e IV (4). Listaremos os estágios como 1, 2, 3 e 4 para facilitar a compreensão.

Os cânceres que se disseminaram para os pulmões não são câncer de pulmão. Por exemplo, o câncer de estômago que se dissemina para os pulmões ainda é câncer de estômago.

O câncer de pulmão de estágio 4 é um câncer metastático no diagnóstico, contudo, alguns estágios iniciais podem também se tornar câncer metastático.

Câncer nos estágios 1, 2 e 3 que se disseminou das vias respiratórias para o tecido do pulmão. Alguns desses cânceres iniciais e avançados localmente se disseminam depois do diagnóstico. Se isso acontecer, o estágio do câncer não muda. Em vez disso, esses cânceres são chamados de câncer de pulmão metastático.

Esse livro tem como foco o CPCNP metastático. Informações sobre CPCNP inicial e avançado localmente podem ser encontrados em NCCN.org/patientguidelines e no aplicativo NCCN Patient Guides for Cancer.

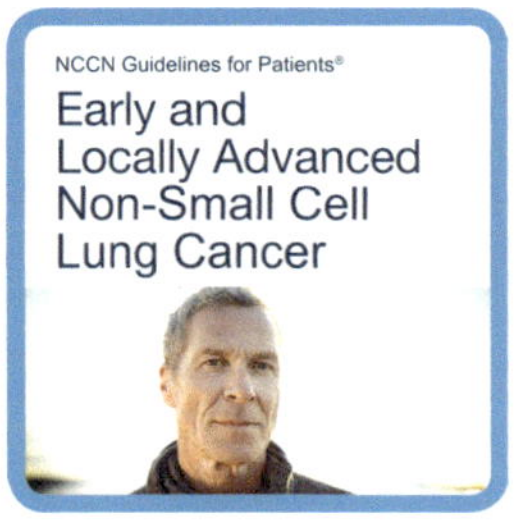

Qual é o melhor tratamento?

Não há um tratamento único para o CPCNP. O melhor tratamento é o certo para você. Os próximos capítulos explicam as recomendações de especialistas que se baseiam nas pesquisas mais recentes e nas práticas atuais em centros líderes no tratamento de câncer.

A terapia sistêmica é o tratamento mais comum

A terapia sistêmica é um tratamento medicamentoso para câncer de pulmão em qualquer parte no corpo. Os oncologistas médicos prescrevem a terapia sistêmica.

A maioria das pessoas com câncer de pulmão metastático estará sob terapia sistêmica por toda a vida. O tipo de terapia sistêmica que será administrado a você baseia-se parcialmente nas características do câncer. Mais informações estão disponíveis nos capítulos 3, 4 e 5.

O tratamento local é útil, às vezes

O tratamento local pode ser usado para uma área específica do câncer metastático. Isso inclui cirurgia, radioterapia e quimiorradiação.

O tratamento local costuma ser utilizado para reduzir os sintomas causados pela metástase. Com menos frequência, ele é usado para tentar curar metástases limitadas. Um exemplo é um câncer que se disseminou somente para o cérebro ou para uma glândula suprarrenal.

A terapia de apoio trata dos desafios causados pelo câncer

A terapia de apoio tem mostrado expandir e melhorar a vida de pessoas com câncer de pulmão. Fale com a equipe de tratamento sobre seus sintomas e outras necessidades para obter a melhor terapia de apoio para você. Mais informações sobre terapia de apoio estão disponíveis no Capítulo 2 e em outros capítulos.

Os ensaios clínicos oferecem uma esperança a todas as pessoas com câncer de pulmão

Os ensaios clínicos são um tipo de pesquisa em saúde que testa novos modos de combater o câncer. Pergunte à equipe de tratamento se há ensaios clínicos que sejam adequados para você. Leia mais sobre ensaios clínicos no Capítulo 5.

Defenda-se

Você é um membro importante da sua equipe de tratamento oncológico. Discuta as recomendações apresentadas neste livro com a sua equipe. Juntos, vocês podem criar um plano de tratamento que seja o melhor para você.

No Capítulo 6, há uma lista de perguntas sugeridas a fazer à equipe. É mais provável que você receba o tratamento que gostaria ao fazer perguntas e tomar decisões com sua equipe.

Pontos importantes

- O câncer de pulmão de células não pequenas (CPCNP) é um câncer de células de pulmão. Os cânceres que se disseminam para os pulmões não são câncer de pulmão.
- O CPCNP metastático é um câncer que se disseminou para longe do pulmão no qual teve início.
- O tratamento para câncer de pulmão metastático varia entre as pessoas, com base no que é melhor para elas. Em geral, envolve um tratamento medicamentoso para todo o corpo chamado de terapia sistêmica.

2

Exames para CPCNP metastático

Sua equipe de tratamento fará um planejamento terapêutico somente para você. Para isso, eles precisarão saber sobre seu câncer e sua saúde geral. Este capítulo descreve os exames e outros cuidados necessários para fazer seu planejamento terapêutico.

Objetivos dos exames

Nem todos os cânceres de pulmão de células não pequenas (CPCNPs) são parecidos. Antes de receber tratamento, você precisará passar por vários exames para saber sobre o câncer e você. Estes são os exames necessários:

- Avaliar sua saúde e bem-estar geral.
- Estadiar o câncer ao testar áreas para os quais ele pode ter se disseminado, o que pode ser feito no diagnóstico.
- Fazer um perfil do câncer por meio de exames para definir as características chamadas de biomarcadores.

Os exames para CPCNP metastático estão listados no **Guia 1.**

Guia 1
Serviços e exames iniciais para CPCNP metastático

Exames e histórico de saúde	• O histórico clínico, incluindo perda de peso e histórico de fumo • Exame físico e status de desempenho
Exames de sangue	• Hemograma completo (HC) • Perfil químico
Exames de imagem	• TC diagnóstica do tórax e da parte superior do abdômen com contraste • Exame FDG-PET/TC • RM do cérebro
Exames de células cancerosas	• Biópsia da metástase • Exames moleculares para mutações driver • Exame de PD-L1
Exames de pulmão	• Exames de função pulmonar
Serviços iniciais	• Terapia de apoio • Tratamento para parar de fumar

Equipe de tratamento

É necessária uma equipe para planejar o tratamento de CPCNP. A equipe usará os resultados do exame para planejar o tratamento. Você é uma parte importante da equipe. Fale para a equipe o que gostaria para o tratamento e quaisquer dificuldades que você enfrenta. Sua contribuição é tão importante quanto os exames para o plano terapêutico.

A equipe pode ser composta por vários membros:

- Um pneumologista, um radiologista torácico, um radiologista intervencionista, um cirurgião torácico e um patologista para diagnosticar e estadiar o câncer.
- Um oncologista médico, um oncologista de radiação, um oncologista cirúrgico torácico para tratar o CPCNP.
- Um profissional de saúde de cuidados paliativos, assistente social, profissional de saúde mental e nutricionista registrado para prestar serviços de apoio.

Muitos desses especialistas recebem a ajuda de enfermeiros e enfermeiras ou de assistentes que costumam ser a primeira linha do tratamento oncológico.

Leve à consulta uma lista de seus medicamentos, incluindo fitoterápicos e suplementos.

Histórico de saúde

Espere que a equipe de tratamento analise sua saúde em detalhes. Isso se chama histórico clínico. A equipe buscará saber tudo o que for possível sobre a sua saúde passada e atual.

Provavelmente, perguntarão a você sobre:

- Doenças e lesões.
- Sintomas como perda de peso inexplicável, dificuldades para respirar, dor torácica e tosse.
- Medicamentos e suplementos prescritos e não prescritos.
- Cirurgias anteriores.
- Escolhas de estilo de vida, incluindo dieta, se é fisicamente ativo e se fuma ou bebe álcool.

Alguns cânceres e outras doenças ocorrem em famílias. Esteja preparado para discutir os problemas de saúde de parentes consanguíneos. Esses familiares incluem irmãs e irmãos, pais e avós biológicos, não adotivos.

Exame físico

Um membro da equipe também fará um exame físico minucioso do seu corpo. Esse exame pode incluir:

- Verificar seus sinais vitais — pressão arterial, frequência cardíaca, frequência respiratória e temperatura corporal — e avaliar seu aspecto geral.
- Sentir e ouvir órgãos, incluindo o baço e o fígado.
- Apalpar para identificar linfonodos aumentados, que são pequenas estruturas de combate à doença no seu corpo.

- Avaliar seu nível de dor, se houver, quando for tocado.

Com base em exames e histórico de saúde, a equipe de tratamento classificará seu status de desempenho. O status de desempenho é sua capacidade de fazer as atividades do dia a dia. É um dos fatores mais importantes que a equipe usará para planejar o tratamento.

Exame de sangue

Exames de sangue são comumente usados para o rastreamento de doenças. Eles também são usados para avaliar se o câncer está afetando os órgãos.

Amostras do sangue serão removidas com uma agulha inserida em uma de suas veias. Isso é chamado de coleta de sangue.

Hemograma completo

Um hemograma completo (HC) avalia o sangue incluindo a contagem de leucócitos, de hemácias e de plaquetas.

Perfil químico

Um perfil químico avalia sais naturais no seu corpo e como está o funcionamento no seu fígado e dos seus rins.

Exames de imagem

Os exames de imagens tiram fotografias do interior do seu corpo. Eles são usados para ajudar a estadiar o câncer ao mostrar a neoplasia no tecido do pulmão e se o tumor se disseminou a partir do pulmão.

Um radiologista é um médico especialista na leitura de imagens como exames de TC, RM, PET ou raios X. Esse médico informará os resultados do exame à equipe de tratamento.

Exames feitos há mais de 60 dias não devem ser usados para decidir seu tratamento.

Tomografia computadorizada diagnóstica

Um exame de TC é um tipo de raio X mais detalhado. Ele capta várias imagens de diferentes ângulos. Um computador combina as imagens para formar fotografias em 3D.

Uma tomografia computadorizada diagnóstica mostra o tecido do corpo mais claramente. Costuma ser o primeiro exame para estadiar o câncer de pulmão. Imagens do seu tórax e da parte superior do abdômen, incluindo as glândulas suprarrenais, são necessárias.

Uma dose maior de radiação é utilizada para TC diagnóstica em comparação à TC comum. Você receberá uma injeção de contraste, se for seguro para você. O contraste é uma substância que torna as imagens mais nítidas. O contraste percorre a corrente sanguínea e sai pela urina.

Exame FDG-PET/TC

O exame PET/TC é necessário se você ainda não fez esse exame. Ele pode detectar câncer que não foi encontrado somente na tomografia computadorizada.

Todo o seu corpo será examinado, ou o exame se estenderá do seu pescoço até metade das coxas.

A tomografia computadorizada por emissão de pósitrons destaca o tecido que pode ser neoplásico no seu corpo. Antes do exame, você receberá uma injeção contendo um radiomarcador com açúcar chamado de fluorodesoxiglicose (FDG). O marcador sairá do seu corpo pela urina em cerca de dois dias.

As células cancerosas consomem mais marcador que as células normais e aparecem como pontos brilhantes (ou quentes) no exame.

Vários problemas de saúde podem causar pontos quentes, então, a causa deles precisa ser confirmada por outros exames.

RM do cérebro

O câncer de pulmão tende a se disseminar para o cérebro. A RM pode mostrar pequenos tumores que não estão causando sintomas. Se você tem ou pode ter câncer de pulmão metastático, uma RM do cérebro é muito importante.

A RM usa um campo magnético seguro e ondas de rádio para fazer imagens. Você não precisa se preocupar com a radiação. Será usado contraste, exceto se não for seguro para você. Se não puder passar por RM, você pode fazer um exame de TC com contraste da cabeça.

Biópsia da metástase

A biópsia é um procedimento que remove tecido ou fluido do corpo para exames de câncer. Com frequência, a coleta de tecido é feita de um órgão com metástase, em vez de coletar dos pulmões. A equipe de tratamento usará imagens para selecionar o local da biópsia, que costuma ser a glândula suprarrenal, o fígado ou os ossos.

O tipo de biópsia que será feita depende da parte do corpo e da experiência da equipe de tratamento. Tipos comuns de biópsias para câncer de pulmão metastático são:

- Uma **biópsia com agulha externa** envolve guiar uma agulha fina através da pele até a tumor. Essas biópsias incluem aspiração por agulha transtorácica (ATTA), biópsia com agulha grossa, pericardiocentese e toracocentese.
- As **biópsias pela garganta** envolvem guiar um tubo fino pela garganta até as vias respiratórias (brônquios) ou canal alimentar (esôfago). Esses procedimentos incluem muitos tipos de broncoscopia.
- As **cirurgias laparoscópicas** envolvem fazer pequenas aberturas no seu tórax. Pequenas ferramentas são inseridas por meio das aberturas para remover o tecido. Em comparação à cirurgia aberta, esse método é minimamente invasivo. Essas cirurgias incluem laparoscopia e toracoscopia. A toracoscopia também é chamada de videotoracoscopia (VATS).

O tecido removido deve ser grande o suficiente para exame

Um médico chamado de patologista avaliará o tecido. Patologistas são especialistas em tecido e células, e no diagnóstico de câncer.

O tecido deve ser grande o suficiente para passar por vários exames laboratoriais especiais. Em alguns centros de tratamento de câncer, o patologista examina o tamanho do tecido logo após a remoção. O método é chamado de avaliação rápida no local (ROSE). Isso ajuda a evitar que o mesmo procedimento seja feito uma segunda vez.

Um patologista avaliará para ver se há câncer

O patologista vai preparar o tecido da biópsia. Isso demorará alguns dias. Depois, o patologista analisará o tecido com um microscópio e classificará a doença. Isso é chamado de tipagem histológica. Se for encontrado CPCNP, o patologista identificará o tipo, o que é muito importante para o tratamento de câncer metastático:

- Adenocarcinoma
- Carcinoma de pulmão de células grandes
- Carcinoma de células escamosas
- Tipos mistos e raros

Os resultados dos exames laboratoriais usados para diagnóstico são registrados em um laudo patológico. Peça à equipe de tratamento uma cópia do laudo patológico e para que revisem os resultados com você. Sempre anote e faça perguntas.

Biópsia da metástase

Se a equipe de tratamento suspeitar de câncer de pulmão metastático, você pode fazer uma biópsia da metástase em vez de uma do pulmão. A biópsia da metástase pode diagnosticar e estadiar o câncer ao mesmo tempo. Uma biópsia com agulha através da pele pode alcançar algumas metástases, como a do fígado (mostrada). Imagens costumam ser usadas para ajudar a guiar a agulha até o ponto correto.

Crédito: https://commons.wikimedia.org/wiki/File:Human_liver_biopsy.jpg

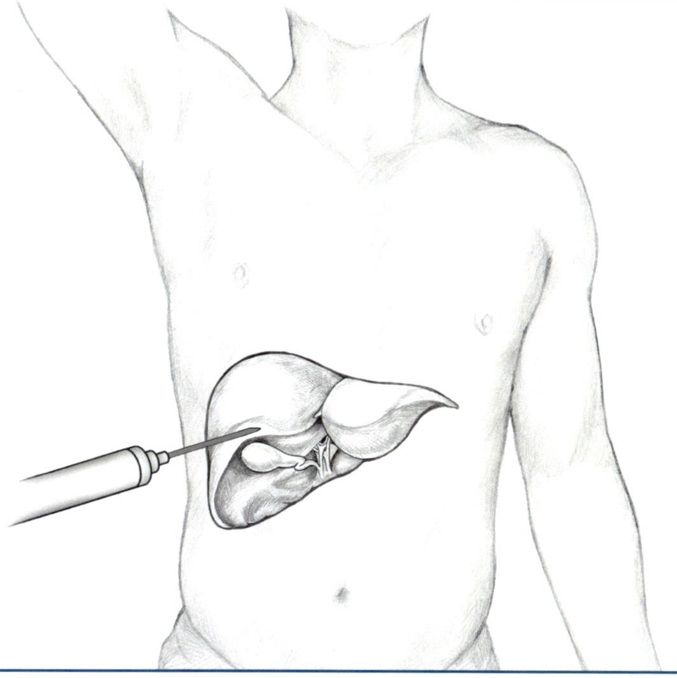

Exame de biomarcadores

Os exames de biomarcadores procuram pistas biológicas ou marcadores de câncer que são diferentes entre as pessoas. Devido aos biomarcadores, um tratamento que ajuda uma pessoa pode não servir para você.

Os exames de biomarcadores são feitos no tecido tumoral removido com biópsia ou durante a cirurgia, mas uma amostra de sangue também pode ser testada. Consulte o **Guia 2** para ver uma lista de biomarcadores e quais cânceres devem ser testados para verificar sua presença.

Mutações driver levam as células normais a se tornarem células cancerosas e auxiliar no crescimento do câncer. Uma mutação driver é encontrada em pelo menos uma a cada três pessoas com adenocarcinoma metastático, mas é menos comum no câncer de pulmão de células escamosas. É muito raro que os cânceres tenham mais de uma mutação driver.

Os exames moleculares avaliam a presença de mutações. Como muito poucos carcinomas de células escamosas têm uma mutação driver, o exame molecular é decidido caso a caso.

Os especialistas da NCCN recomendam um perfil molecular amplo de todas as mutações listadas no Guia 2. Há outros tipos conhecidos de mutações associadas ao câncer de pulmão que também podem ser testadas. Esses exames ajudarão muitas pessoas a obter o melhor tratamento para seu câncer. Como são testados muitos genes, pode levar até três semanas para obter os resultados.

O **PD-L1**, ligante 1 da morte celular programada, é uma proteína na superfície das células. O PD-L1 nas células cancerosas impede que os leucócitos chamados de células T as matem. As células cancerosas sobrevivem e produzem mais células cancerosas.

Todos os cânceres devem ser testados para PD-L1. Um método laboratorial chamado de imuno-histoquímica (IHQ) detecta o PD-L1.

O que acontece se não houver tecido suficiente para os exames de biomarcadores?

Se não houver tecido suficiente, uma segunda biópsia pode ser marcada. Às vezes, uma amostra de sangue pode ser coletada e o plasma na amostra de sangue é testado para biomarcadores.

O que acontece se o câncer não tiver biomarcadores?

Alguns cânceres de pulmão não têm biomarcadores conhecidos para os quais existem tratamento. As opções de tratamento para esses cânceres se baseiam no tipo de célula do pulmão, conforme discutido no Capítulo 5.

“NÃO tenha medo de fazer à equipe médica QUALQUER pergunta a qualquer momento! Suas perguntas ajudam você e eles. Não existem perguntas bobas.”

Guia 2
Exames de biomarcadores para CPCNP metastático

	Adenocarcinoma, carcinoma de grandes células e tipos de células raras	Câncer de pulmão de células escamosas
Mutação driver		
Deleção no éxon 19 no *EGFR* ou mutação L858R	● (recomendado)	● (caso a caso)
Mutação S768I, L861Q ou G719X no *EGFR*	● (recomendado)	● (caso a caso)
Inserção no éxon 20 no *EGFR*	● (recomendado)	● (caso a caso)
Rearranjos no *ALK*	● (recomendado)	● (caso a caso)
Rearranjos do *ROS1*	● (recomendado)	● (caso a caso)
Mutação V600E no *BRAF*	● (recomendado)	● (caso a caso)
Fusão de gene *NTRK*	● (recomendado)	● (caso a caso)
Skipping no éxon 14 *MET*	● (recomendado)	● (caso a caso)
Rearranjos no *RET*	● (recomendado)	● (caso a caso)
Mutação G12C no *KRAS*	● (recomendado)	● (caso a caso)
Mutação no *ERBB2* (*HER2*)	● (recomendado)	● (caso a caso)
Proteína da célula		
PD-L1	● (recomendado)	● (recomendado)

● (azul) Os exames são recomendados a todas as pessoas ● (amarelo) Os exames são uma decisão caso a caso

Exames de função pulmonar

Para algumas pessoas, o tratamento de CPCNP metastático inclui radioterapia ou cirurgia. O tratamento se baseia no funcionamento dos pulmões.

Os exames de função pulmonar avaliam como você respira:

- A espirometria envolve soprar ar em um tubo para medir quanto ar e a rapidez em que você respira.
- Um exame de difusão de gás envolve inalar um gás inofensivo especial e avaliar quanto você expira. Isso informa quanto oxigênio se desloca dos seus pulmões para o sangue.
- A pletismografia de câmara corporal envolve se sentar em uma sala pequena e respirar em um tubo. Esse exame avalia quanto ar seus pulmões conseguem manter e quanto ar é deixado nos seus pulmões depois que expira.

Terapia de apoio

A terapia de apoio é um tratamento oncológico que melhora a sua qualidade de vida. Não é somente para pessoas no fim da vida que precisam de hospitalização. A terapia tem mostrado expandir e melhorar a vida de pessoas com câncer de pulmão.

Comece cedo a terapia de apoio

A terapia de apoio às vezes é chamada de cuidados paliativos porque aliviar os sintomas é o principal objetivo. Você pode passar por procedimentos que ajudam a respirar e a comer melhor, e a reduzir a tosse com sangue.

A terapia de apoio atende a muitas necessidades além do alívio de sintomas. Você pode obter ajuda para tomar decisões sobre o tratamento e a coordenação de cuidados entre profissionais de saúde. Você pode obter ajuda emocional ou espiritual, auxílio financeiro ou aconselhamento familiar.

Um especialista em cuidados paliativos pode ser um membro da equipe de tratamento oncológico. Esse especialista recebeu treinamento específico para prestar apoio adicional a você. Alguns centros de câncer têm programas de cuidados paliativos.

Outros especialistas que podem estar envolvidos no seu tratamento incluem:

- Terapeutas respiratórios
- Especialistas em reabilitação
- Nutricionistas registrados
- Assistentes sociais

A biblioteca da NCCN Guidelines for Patients tem livros sobre terapia de apoio. Esses livros se dedicam aos efeitos físicos e emocionais comuns dos muitos cânceres e seus tratamentos.

Um dos livros da NCCN é sobre angústia. Qualquer pessoa com câncer sente angústia em algum momento. É normal sentir preocupação, tristeza, desesperança e raiva. A angústia pode ser grave e afetar como você vive.

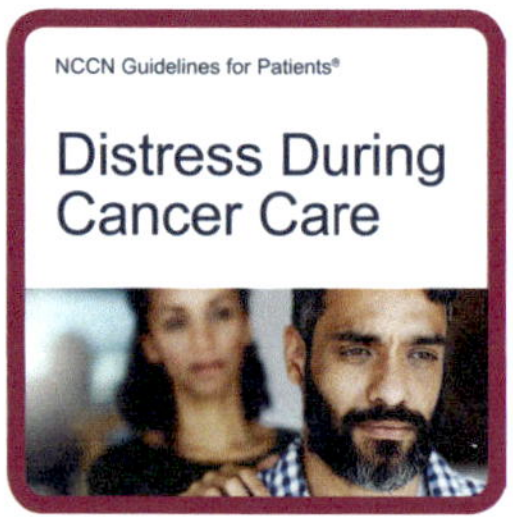

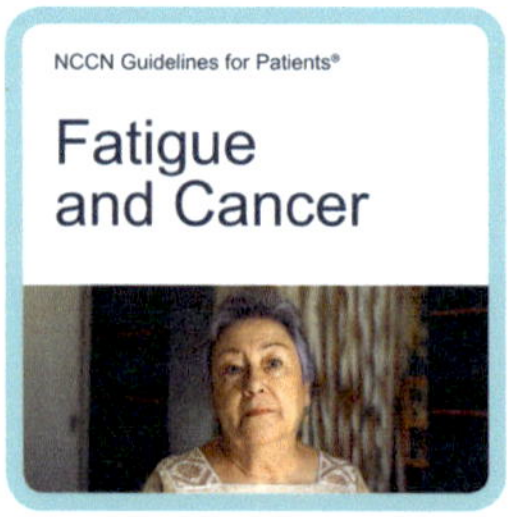

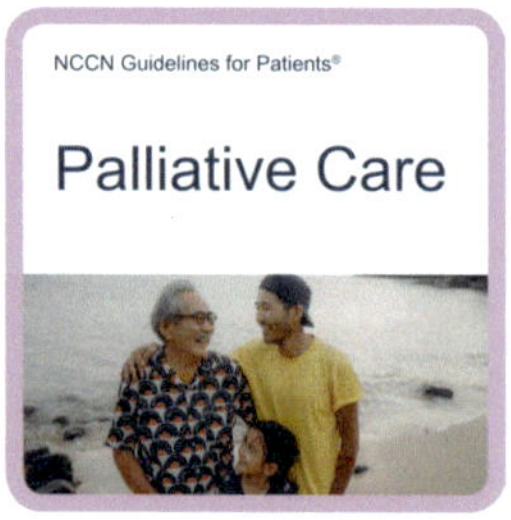

A biblioteca de NCCN Guidelines for Patients está disponível em NCCN.org/patientguidelines e no aplicativo NCCN Patient Guides for Cancer.

Nunca é tarde para parar de fumar

Se você fuma, é importante parar. O tabagismo pode limitar os bons resultados do tratamento de câncer.

A dependência de nicotina é uma das mais difíceis de cessar. O estresse de ter câncer pode dificultar isso.

Existe ajuda disponível. Peça à equipe de tratamento aconselhamento e medicamentos para ajudar a parar de fumar.

Se tentou parar no passado, tente novamente. A maioria das pessoas sofre uma recaída antes de parar totalmente de fumar.

"Um mito comum é de que cuidados paliativos são destinados somente a pacientes terminais. É muito mais do que isso! Vale a pena procurar cuidados paliativos no hospital ou na clínica. Eles tratam o paciente, não apenas o câncer."

Pontos importantes

- A equipe de tratamento fará um planejamento terapêutico com base nos resultados dos exames e no que você gostaria.
- Um membro da equipe perguntará sobre a sua saúde, examinará seu corpo e testará amostras de sangue.
- Uma tomografia computadorizada (TC) diagnóstica pode ajudar a mostrar para onde o câncer se disseminou. PET/TC pode detectar câncer se a tomografia computadorizada não o fizer. Você pode fazer uma RM do cérebro.
- Para ajudar a estadiar o câncer, a parte do corpo que parece ter câncer e estiver mais distante do tumor do pulmão provavelmente será testada.
- Os exames de biomarcadores procuram características pequenas, mas importantes, do câncer que são diferentes entre as pessoas. Há tratamentos para algumas marcadores.
- A terapia de apoio busca melhorar a sua qualidade de vida. É importante para todos, não apenas para pessoas no fim da vida.
- Peça ajuda à equipe de tratamento para parar de fumar. Parar pode melhorar os resultados do tratamento.

3

Tratamento para mutações driver

Para algumas pessoas, as mutações driver promovem o crescimento do câncer. O medicamento direcionado a essas mutações pode ajudar a desacelerar o crescimento do câncer. Leia este capítulo para saber mais.

O que são mutações driver?

Uma mutação driver é um gene anômalo que ajuda no crescimento das células cancerosas. Ele permite que as células cancerosas dupliquem rapidamente, sobrevivam e se disseminem no corpo.

O tratamento de mutações é mais preciso

As mutações não são apenas ficção científica. Todas as células cancerosas têm mutações, mas nem todas as mutações provocam câncer. As mutações que auxiliam no crescimento do câncer são chamadas de mutações driver.

No momento, conhecemos várias mutações driver no câncer de pulmão. Elas podem ser detectadas com exames moleculares. Pesquisadores estão em busca de mais mutações driver.

A quimioterapia destrói células de rápido crescimento, mesmo que não sejam células cancerosas. Esse já foi o único tratamento para câncer de pulmão metastático.

Hoje em dia, novos tratamentos visam os efeitos das mutações driver e afetam menos células normais.

Mutação driver

O núcleo é o centro de controle ou "cérebro" das células. No núcleo estão as informações genéticas que comandam as células. As informações são armazenadas no DNA, que parece uma escada torcida.

Os genes fazem parte do DNA que contém instruções para as células. As células cancerosas costumam ter genes anômalos. Uma mutação driver é um gene anômalo que ajuda no crescimento das células cancerosas.

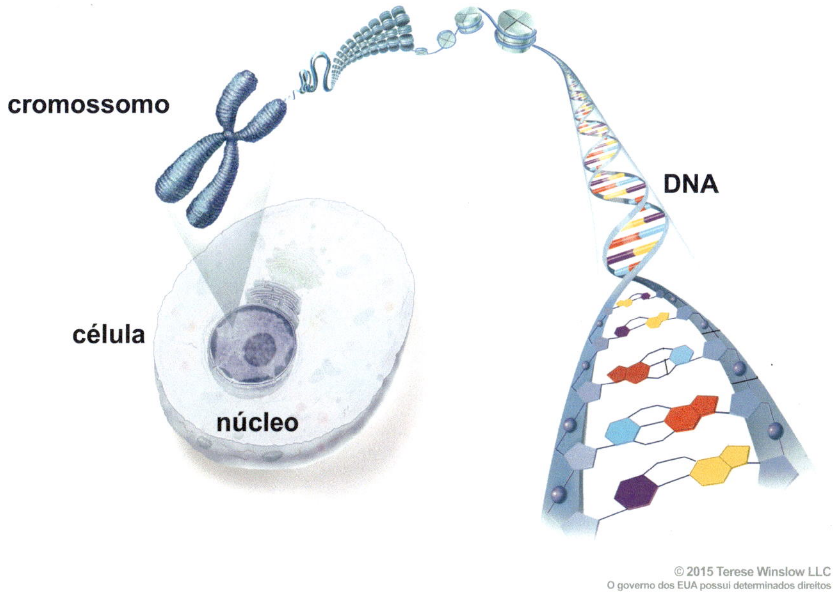

Terapia direcionada

As mutações driver criam proteínas da célula que ajudam as células cancerosas a crescer. A terapia direcionada funciona ao parar essas proteínas.

Inibidores da quinase

Quinases são um tipo de proteína da célula. Elas fazem parte de muitas vias químicas, e algumas dão início ao crescimento celular. Inibidores da quinase interrompem a atividade de quinase e, por sua vez, diminuem o número de novas células cancerosas sendo produzidas. Eles são comprimidos para tomar em casa.

Tratamentos com anticorpos

As células têm receptores em sua superfície. Os receptores da célula receberão e enviarão sinais, como antenas. Os anticorpos podem se aderir aos receptores.

Alguns tipos de tratamentos com anticorpos são direcionados aos receptores nas células cancerosas, como EGFR e MET. Os anticorpos interrompem os sinais que estimulam o crescimento das células cancerosas.

Anticorpos VEGF interrompem o crescimento de vasos sanguíneos nos tumores. Sem sangue, as células cancerosas morrem.

Você precisará ir a um centro de saúde para receber o tratamento com anticorpos por meio de uma aplicação lenta (infusão) feita por uma agulha em uma veia.

Conjugado anticorpo-fármaco

Um conjugado anticorpo-fármaco combina dois fármacos em um medicamento. Um medicamento encontra e se adere a determinadas células cancerosas, e o outro ataca o câncer. Conjugados anticorpo-fármaco são administrados por infusão.

O que acontece se já dei início a um tratamento diferente da terapia direcionada?

Alguns cânceres com mutações driver conhecidas devem ser primeiramente tratados com outros medicamentos que são descritos no Capítulo 5.

Quando a terapia direcionada for recomendada como primeiro tratamento, suas opções são:

- Você pode interromper o tratamento atual inicial e começar a terapia direcionada.
- Você pode terminar o tratamento atual (incluindo a última fase chamada de terapia de manutenção) e então iniciar a terapia direcionada.

Nova terapia direcionada para câncer de pulmão

Outros tipos de terapia direcionada estão em estudo em ensaios clínicos. Ensaios clínicos são um tipo de pesquisa médica. Pergunte à equipe de tratamento se existe um ensaio clínico aberto que seja adequado para você. Mais informações sobre ensaios clínicos estão no *Capítulo 5: Tratamento por tipo de célula.*

Efeitos colaterais

Os efeitos colaterais são problemas de saúde não desejados causados pelo tratamento. Todos os tratamentos oncológicos causam efeitos colaterais. Os efeitos colaterais variam nas pessoas dependendo do tipo e da duração do tratamento, além das diferenças entre as pessoas.

Peça para a equipe de tratamento uma lista completa dos efeitos colaterais dos seus tratamentos. Além disso, informe a sua equipe de tratamento sobre qualquer nova sintomatologia ou piora de sintomas. Pode haver modos de ajudar você a se sentir melhor. Também há modos de evitar alguns efeitos colaterais.

Mutações de *EGFR*

Alguns cânceres de pulmão têm determinadas mutações no gene que produz EGFR, isto é, receptores do fator de crescimento epidérmico. Essa mutações levam o receptor a ser hiperativo. A hiperatividade do EGFR faz com que as células cancerosas cresçam rapidamente.

Começando a terapia direcionada a EGFR

A terapia direcionada de CPCNP com mutação no EGFR se baseia no tipo de mutação. **Consulte o Guia 3** para ver as opções de tratamento.

Guia 3
Opções ao iniciar terapia direcionada a EGFR para CPCNP metastático

Deleção no éxon 19 no *EGFR* ou mutação no éxon 21 L858R no *EGFR*	• Osimertinibe (preferencial) • Osimertinibe e pemetrexede (com cisplatina ou carboplatina) para adenocarcinoma de pulmão, carcinoma de grandes células e tipos de células raras • Erlotinibe • Afatinibe • Gefitinibe • Dacomitinibe • Erlotinibe e ramucirumabe • Erlotinibe e bevacizumabe
Mutação S768I, L861Q ou G719X no *EGFR*	• Afatinibe (preferencial) • Osimertinibe (preferencial) • Erlotinibe • Gefitinibe • Dacomitinibe
Inserção no éxon 20 no *EGFR*	• Amivantamabe-vmjw, carboplatina e pemetrexede para adenocarcinoma de pulmão, carcinoma de grandes células e tipos de células raras (preferencial) • O amivantamabe-vmjw é uma opção para tipos de célula que crescem depois do tratamento descrito no Capítulo 5

Alguns esquemas no Guia 3 são marcados como preferenciais. Esquemas preferenciais funcionam melhor, são mais seguros ou custam menos que outras opções, ou há melhores dados respaldando seu uso.

A terapia direcionada é recomendada como o primeiro tratamento de CPCNP com **deleções e mutações no EGFR**. Os inibidores da quinase no EGFR são:

- Osimertinibe (Tagrisso)
- Erlotinibe (Tarceva)
- Gefitinibe (Iressa)
- Afatinibe (Gilotrif)
- Dacomitinibe (Vizimpro)

Se o seu primeiro tratamento foi imunoterapia, um breve atraso no início de osimertinibe pode ser necessário para evitar problemas de saúde.

Alguns esquemas para deleção no éxon 19 no *EGFR* e mutação no éxon 21 L858R combinam inibidores da quinase e outros medicamentos. Osimertinibe com quimioterapia é uma opção para adenocarcinoma de pulmão, carcinoma de grandes células e tipos de células raras. Erlotinibe e um anticorpo VEGF (bevacizumabe [Avastin] ou ramucirumabe [Cyramza]) são opções. Não é seguro receber bevacizumabe se você tiver tosse com sangue (hemoptise).

O tratamento de cânceres do pulmão com inserção no éxon 20 no ***EGFR*** se baseiam no tipo de célula. O esquema preferencial para adenocarcinoma de pulmão, carcinoma de grandes células e tipos de células raras é quimioterapia com um anticorpo EGFR-MET chamado de amivantamabe-vmjw (Rybrevant). Caso contrário, cânceres de pulmão com inserção no éxon 20 no EGFR são primeiro tratados conforme explicado no Capítulo 5, e se o câncer crescer, terapia direcionada com amivantamabe-vmjw é iniciada.

Opções quando o câncer cresce novamente

Em alguns anos do começo da terapia direcionada, o câncer de pulmão começa a crescer novamente na maioria das pessoas. As próximas opções de tratamento são listadas no **Guia 4** com base no tipo de mutações no EGFR.

Para câncer de pulmão com deleção no éxon 19 no ***EGFR* ou mutações 21 L858R, S768I, L861Q ou G719X**, primeiro você precisa fazer uma biópsia para verificar:

- Mutações que impedem que a terapia direcionada funcione — uma mutação *T790M* é comum depois de tomar erlotinibe com ou sem ramucirumabe ou bevacizumabe, afatinibe, gefitinibe ou dacomitinibe.
- Uma mudança no tipo de câncer de adenocarcinoma para câncer de pulmão de pequenas células.

Se o câncer não se disseminou para mais lugares, o oncologista pode recomendar um tratamento local e manter a terapia direcionada. O tratamento local é usado para tratar câncer em uma área específica do órgão:

- A radioterapia usa feixes muito precisos de raio X de alta dose para tratar áreas limitadas de câncer de pulmão metastático, como radioterapia estereotáxica ablativa (SABR).
- A cirurgia remove os tumores ou órgãos com câncer.
- A terapia de ablação térmica guiada por imagem usa calor ou frio extremo para destruir o câncer.

O câncer pode estar crescendo novamente, mas a terapia direcionada pode desacelerar seu crescimento. Você provavelmente continuará no tratamento atual se o câncer estiver crescendo novamente. Caso contrário, o câncer pode crescer rapidamente se a terapia direcionada for suspensa.

Trocar para uma terapia direcionada diferente pode ser útil, principalmente se houver novas mutações. Osimertinibe depois de erlotinibe, afatinibe, gefitinibe ou dacomitinibe pode ser uma opção se houver uma mutação *T790M*. Afatinibe com um anticorpo de EGFR chamado de cetuximabe (Erbitux) pode ser outra opção. Para câncer disseminado após o uso de osimertinibe, o tratamento pode ser alterado para amivantamabe-vmjw com quimioterapia.

Se for provável que a terapia direcionada não será útil, o oncologista pode recomendar outro tratamento. Consulte o Capítulo 5 para ver as opções.

Para câncer de pulmão **com inserção no éxon 20** no ***EGFR***, a troca de esquemas contendo amivantamabe-vmjw para tratamento por tipo de célula é recomendada. Mais informações estão disponíveis no Capítulo 5.

Guia 4
Opções depois que o CPCNP metastático crescer durante a terapia direcionada a EGFR

Câncer de pulmão com deleção no éxon 19 no *EGFR* ou mutações *L858R*, *S768I*, *L861Q* ou *G719X*	• Tratamento local de tumores limitados e terapia direcionada
	• Continuar na primeira terapia direcionada, se tiver algum benefício
	  • Continuar no osimertinibe se o câncer não se disseminar para muitos mais lugares
	  • Continuar nos esquemas de erlotinibe, afatinibe, gefitinibe ou dacomitinibe se não houver mutação *T790M* e nenhuma disseminação de câncer
	• Trocar para uma terapia direcionada diferente
	  • Trocar para osimertinibe se houver uma mutação *T790M* depois de tomar erlotinibe, afatinibe, gefitinibe ou dacomitinibe
	  • Trocar para afatinibe com cetuximabe
	  • Trocar de osimertinibe para esquema de amivantamabe-vmjw, carboplatina e pemetrexede para adenocarcinoma de pulmão, carcinoma de grandes células e tipos de células raras
	• Iniciar o tratamento para tipo de célula conforme listado no Capítulo 5

Inserção no éxon 20 no *EGFR*	• Trocar de esquemas que contenham amivantamabe-vmjw para tratamento para tipo de célula conforme descrito no Capítulo 5

Mutação G12C no *KRAS*

Uma proteína sinalizadora dentro das células do pulmão chamada de KRAS pode ser hiperativa levando as células a crescerem rapidamente. Uma mutação gene G12C no *KRAS* causa a hiperatividade.

Cânceres do pulmão com mutação G12C no *KRAS* são primeiro tratados com base no nível de PD-L1. Para tratamento de câncer de pulmão com PD-L1, consulte o *Capítulo 4: Tratamento com base em nível alto e baixo de PD-L1*. Para tratamento de câncer negativo para PD-L1, consulte o *Capítulo 5: Tratamento por tipo de célula*.

Se o câncer crescer, o inibidor de KRAS é recomendado para o próximo tratamento. Sotorasibe (Lumakras) e adagrasibe (Krazati) são opções. Se o câncer crescer durante a terapia direcionada, as opções de tratamento se baseiam no tipo de células cancerosas.

Rearranjos no *ALK*

Para alguns cânceres de pulmão, o receptor de superfície do ALK está hiperativo, levando as células do tumor a crescerem rapidamente. A hiperatividade é causada quando as partes dos dois genes trocam de lugar uma com a outra, chamado de rearranjo no gene. A terapia direcionada é recomendada como primeiro tratamento.

Começando a terapia direcionada a ALK

Há cinco inibidores de ALK usados no tratamento de câncer de pulmão. Os esquemas preferenciais incluem alectinibe (Alecensa), brigatinibe (Alunbrig) e lorlatinibe (Lorbrena). Esquemas preferenciais funcionam melhor, são mais seguros ou custam menos que outras opções, ou há melhores dados respaldando seu uso. Outras opções são ceritinibe (Zykadia) e crizotinibe (Xalkori). Todas as opções são listadas no **Guia 5.**

Opções quando o câncer cresce novamente

Em alguns anos do começo da terapia direcionada, o câncer de pulmão começa a crescer novamente na maioria das pessoas. Você pode precisar de outra biópsia para exame de novas mutações, que pode alterar suas opções de tratamento. **Consulte o Guia 6** para ver as próximas opções de tratamento.

Guia 5
Opções ao iniciar terapia direcionada a ALK para CPCNP metastático

- Alectinibe (preferencial)
- Brigatinibe (preferencial)
- Lorlatinibe (preferencial)
- Ceritinibe
- Crizotinibe

Se o câncer não se disseminou para muitos mais lugares, o médico pode recomendar o início de tratamento local e a manutenção da terapia direcionada. O tratamento local é usado para tratar câncer em uma área específica do órgão:

- A radioterapia, como SABR, usa feixes muito precisos de raio X de alta dose para tratar áreas limitadas de câncer de pulmão metastático.
- A cirurgia remove os tumores ou órgãos com câncer.
- A terapia de ablação térmica guiada por imagem usa calor ou frio extremo para destruir o câncer.

O câncer pode estar crescendo novamente, mas a terapia direcionada pode retardar seu crescimento. Por essa razão, você pode continuar no tratamento atual. Caso contrário, o câncer pode crescer rapidamente se a terapia direcionada for suspensa.

Trocar para uma terapia direcionada diferente pode ser útil, principalmente se houver novas mutações. Lorlatinibe depois de alectinibe, brigatinibe ou ceritinibe pode ser uma opção se houver uma mutação, como mutação G1202R ou L1196M *ALK*. Depois de tomar crizotinibe, você pode trocar para alectinibe, brigatinibe, ceritinibe ou lorlatinibe.

Se for provável que a terapia direcionada não será útil, o oncologista pode recomendar outros tratamentos. Consulte o Capítulo 5 para ver as opções.

Guia 6
Opções depois que o CPCNP metastático crescer durante a terapia direcionada a ALK

Tratamento local de tumores limitados pode ser benéfico para algumas pessoas
Continuar na terapia de primeira linha se tiver algum benefício • Continuar no alectinibe, brigatinibe, ceritinibe ou lorlatinibe se o câncer não se disseminar para muitos mais lugares • Continuar no crizotinibe se o câncer não se disseminar para o cérebro ou muitos mais lugares
Trocar para o inibidor da ALK mais recente • Trocar para lorlatinibe se houver mutação que impeça o funcionamento de alectinibe, brigatinibe ou ceritinibe • Trocar para alectinibe, brigatinibe, ceritinibe ou lorlatinibe, se estiver sob uso de crizotinibe
Iniciar o tratamento para tipo de célula conforme listado no Capítulo 5

Rearranjos do *ROS1*

Um receptor da superfície da célula chamado de ROS pode estar hiperativo, levando as células do pulmão a crescerem rapidamente. A hiperatividade é causada pelas partes dos dois genes trocando de lugar, chamado de rearranjo no gene.

Entrectinibe (Rozlytrek), crizotinibe (Xalkori) ou repotrectinibe (Augtyro) são as opções preferenciais. Entrectinibe ou repotrectinibe podem funcionar melhor para tratar e prevenir a disseminação de câncer de pulmão no cérebro. A outra opção é ceritinibe (Zykadia).

Com o tempo, o câncer vai crescer apesar da terapia direcionada continuada. Se o câncer não se disseminou para muito mais lugares, o oncologista pode recomendar um tratamento local, como cirurgia ou radioterapia. Você também pode continuar no tratamento atual se houver benefícios.

Uma terapia direcionada diferente pode ser usada. Se o câncer de pulmão se disseminar para o cérebro, você pode, em vez de crizotinibe, receber entrectinibe, repotrectinibe ou lorlatinibe, por exemplo. Lorlatinibe ou repotrectinibe pode ser usado para tratar câncer de pulmão mais disseminado.

Se for provável que a terapia direcionada não será útil, o oncologista pode recomendar outros tratamentos. Consulte o Capítulo 5 para ver as opções.

Mutação V600E no *BRAF*

BRAF, uma proteína de sinalização, pode ser hiperativa, levando as células do tumor a crescerem rapidamente. Uma mutação V600E no *BRAF* causa sua hiperatividade.

O tratamento preferencial é dabrafenibe mais trametinibe ou encorafenibe e binimetinibe. Dabrafenibe (Tafinlar) e encorafenibe (Braftovi) interrompem os sinais de crescimento vindos de BRAF.

MEK é uma proteína com a mesma via de sinalização que BRAF. Trametinibe (Mekinist) e

"Pergunte sobre ensaios clínicos disponíveis para você e os serviços que o hospital e outras instalações prestam a pacientes oncológicos, como aconselhamento, fisioterapia, cuidados paliativos e medicina integrativa. Não se envergonhe. Defenda-se ou peça a alguém próximo para fazer isso para você."

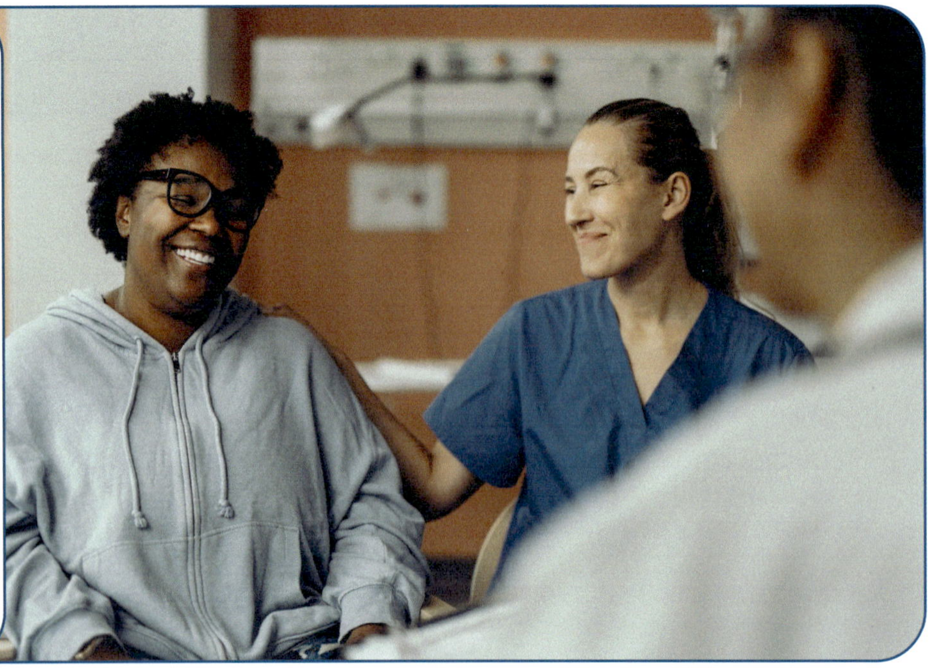

binimetinibe (Mektovi) interrompem os sinais de crescimento vindos de MEK.

Se dabrafenibe e trametinibe o adoecer demais, você pode receber somente dabrafenibe ou vemurafenibe (Zelboraf). O vemurafenibe também suspende os sinais de crescimento vindos de BRAF.

Outra opção para o tratamento inicial é a terapia sistêmica com base no tipo de células cancerosas (consulte o Capítulo 5).

Com o tempo, o câncer vai piorar na terapia direcionada. Depois da terapia direcionada, o tratamento com base no tipo de células pode ser administrado. Se não foram usados anteriormente, dabrafenibe e trametinibe ou encorafenibe e binimetinibe podem ser iniciados se o câncer crescer com outro tipo de tratamento.

Fusão de gene *NTRK*

As células do pulmão têm um família de três receptores de superfície da célula chamada de TRK. Os genes *NTRK* contêm instruções para produzir TRK. Alguns cânceres têm muito TRK, o que leva ao crescimento celular rápido. A causa do excesso de TRK é a união (fusão) de *NTRK* com outro gene.

O tratamento preferencial são inibidores de TRK. Esses tratamentos incluem larotrectinibe (Vitrakvi), entrectinibe (Rozlytrek) e repotrectinibe (Augtyro). Às vezes, o tratamento baseado no tipo de células cancerosas pode ser útil como primeiro tratamento (consulte o Capítulo 5).

Com o tempo, o câncer vai piorar na terapia direcionada. Seu próximo tratamento pode ser baseado no tipo de células. Se não foi usado anteriormente, um inibidor de TRK pode ser iniciado se o câncer crescer com outro tipo de tratamento.

Skipping no éxon 14 *MET*

Alguns cânceres de pulmão têm muitos de um receptor de superfície da célula chamado de MET. Muito MET leva ao crescimento celular rápido. Uma das causas do excesso de MET é a parte excluída (ignorada) do gene *MET* chamado de éxon 14.

O tratamento preferencial são inibidores de MET. Esses tratamentos incluem capmatinibe (Tabrecta) e tepotinibe (Tepmetko). Crizotinibe (Xalkori) é útil para algumas pessoas. Ele inibe o MET e outras quinases. Às vezes, o tratamento baseado no tipo de células cancerosas pode ser útil como primeiro tratamento (consulte o Capítulo 5).

Com o tempo, o câncer vai piorar depois da terapia direcionada. Seu próximo tratamento pode ser baseado no tipo de células. Se não foi usado anteriormente, um inibidor de MET pode ser iniciado se o câncer crescer com outros tipos de tratamento.

“A boa notícia é que a indústria médica tem feito grandes avanços no tratamento do câncer. Eles criam um tratamento desenvolvido especificado para você.”

Rearranjos no *RET*

Uma quinase do receptor da superfície da célula chamado de RET pode estar hiperativa, levando as células do pulmão a se multiplicarem. A hiperatividade é causada pelas partes dos genes trocando de lugar, chamado de rearranjo no gene.

O tratamento preferencial são inibidores de RET. Esses tratamentos incluem selpercatinibe (Retevmo) e pralsetinibe (Gavreto). Cabozantinibe (Cometriq, Cabometyx) é benéfico para algumas pessoas. Ele inibe RET e outras quinases, mas não funciona tão bem quanto os tratamentos preferenciais.

Com o tempo, o câncer vai piorar na terapia direcionada. Depois da terapia direcionada, o tratamento usado para tipo de células pode ser uma opção. Consulte o Capítulo 5. Se não foi usado anteriormente, um inibidor de RET pode ser iniciado se o câncer crescer com outros tipos de tratamento.

Mutação no *ERBB2 (HER2)*

As células cancerosas têm um receptor na superfície chamado de HER2. Certas mutações no gene que produz HER2 levam à hiperatividade do receptor. A hiperatividade de HER2 faz com que as células cancerosas cresçam rapidamente.

Os cânceres de pulmão com mutações no *HER2* são primeiramente tratados pelo tipo de células cancerosas. Consulte o Capítulo 5 para ver as opções de tratamento. Se o câncer crescer, você pode receber um conjugado anticorpo-fármaco.

Fam-trastuzumabe deruxtecane-nxki (Enhertu) é o tratamento preferencial. Outra opção é ado-trastuzumabe emtansine (Kadcyla). As opções de tratamento depois de um conjugado são, novamente, baseadas no tipo de células cancerosas.

Pontos importantes

- Uma mutação driver leva as células normais a se tornarem células cancerosas. Os exame de biomarcadores detectam mutações driver.
- A terapia direcionada é usada para tratar mutações driver de câncer de pulmão.
- Para a maioria das mutações driver conhecidas, há pelo menos uma terapia direcionada preferencial e, com frequência, outros esquemas. Quando o câncer cresce durante a terapia direcionada, o tratamento pode ser continuado ou alterado para uma terapia direcionada diferente.
- Quando for provável que a terapia direcionada não será útil, você pode receber tratamento por tipo de células.
- Peça para a equipe de tratamento uma lista completa dos efeitos colaterais dos seus tratamentos. Além disso, informe a sua equipe de tratamento sobre qualquer nova sintomatologia ou piora de sintomas.

4

Tratamento baseado em PD-L1

Há alguns cânceres de pulmão que evitam a morte ao parar a ação das células T imunológicas. A imunoterapia restaura a capacidade de extermínio dessas células T. Leia este capítulo para saber mais sobre essa capacidade de sobrevivência das células cancerosas.

Checkpoints imunológicos

O sistema imunológico é a defesa natural do corpo contra doenças. Os leucócitos chamados de células T são uma parte importante desse sistema. As células T que matam as células cancerosas são chamadas de citotóxicas, ou células T *killer*.

O sistema imunológico tem "freios" que evitam ou diminuem a resposta imunológica. Esses freios são chamados de checkpoints imunológicos. Eles protegem as células saudáveis do corpo. CTLA-4 e PD-1 são dois tipos de pedais de freio nas células T.

Em pessoas com câncer de pulmão, os pedais de freio nas células T podem ser usados em excesso. O PD-1 é ativado quando fixado a PD-L1 nas células de câncer de pulmão. O CTLA-4 é ativado quando fixado a B7 nas células imunológicas chamadas de células dendríticas. Com os freios ativados, as células T não conseguem matar as células cancerosas.

Imunoterapia

A imunoterapia é um tratamento que usa o sistema imunológico para matar as células cancerosas. Os inibidores de checkpoint imunológico são um tipo de imunoterapia que libera os pedais de freio nas células T.

São sete inibidores de checkpoint discutidos neste capítulo. Esses inibidores de checkpoint bloqueiam as proteínas para manter desativado o checkpoint imunológico.

- Pembrolizumabe (Keytruda), nivolumabe (Opdivo) e cemiplimabe-rwlc (Libtayo) são inibidores de PD-1. Eles se fixam a PD-1 nas células T para bloquear a fixação de PD-L1 nas células cancerosas.
- Atezolizumabe (Tecentriq) e durvalumabe (Imfinzi) são inibidores de PD-L1. Eles se fixam a PD-L1 nas células cancerosas para que o PD-L1 nas células T não se fixem.
- Ipilimumabe (Yervoy) e tremelimumabe-actl (Imjudo) são inibidores de CTLA-4. Eles se fixam a CTLA-4 nas células T e bloqueiam a fixação a B7.

Os inibidores de checkpoint são injetados lentamente em uma veia (infusão). São necessários de 30 a 60 minutos para receber a dose completa. As infusões são recebidas a cada duas ou três semanas.

O número de semanas entre os tratamentos depende do inibidor usado. Com frequência, as pessoas recebem infusões por até dois anos ou até que os tratamentos parem de dar resultados.

Quando não tomar imunoterapia

Nem todos os cânceres de pulmão devem ser tratados com imunoterapia.

- Cânceres com mutações driver conhecidas devem primeiro ser tratados como explicado no Capítulo 3.
- A imunoterapia pode não ser segura se você tiver uma doença autoimune ou estiver tomando medicamentos que suprimem o sistema imunológico.
- A imunoterapia pode não ser segura se você passou por transplante de um órgão.
- A imunoterapia não costuma ser segura se o seu status de desempenho for baixo. Escores altos de 3 ou 4 refletem uma saúde frágil.

Efeitos colaterais

Os inibidores de checkpoint imunológico podem permitir que as células imunológicas ataquem as células saudáveis. Efeitos colaterais relacionados ao sistema imunológico podem ocorrer durante ou após o tratamento.

Leia sobre os efeitos colaterais relacionados a questões imunológicas em NCCN.org/patientguidelines e no aplicativo NCCN Patient Guides for Cancer.

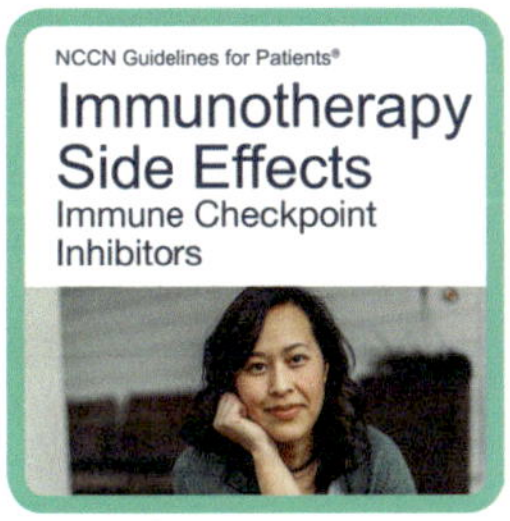

Inibidores de PD-1 e PD-L1

Algumas células do câncer de pulmão têm PD-L1 em sua superfície. O PD-L1 pode se fixar a PD-1 nas células T e impedir que as células T matem as células cancerosas. Há dois tipos de imunoterapia usadas para parar o PD-L1 nas células cancerosas. Os inibidores de PD-L1 se fixam nas células cancerosas e os inibidores de PD-1 se fixam nas células T. Quando um inibidor estiver fixado, as células T podem atacar as células cancerosas.

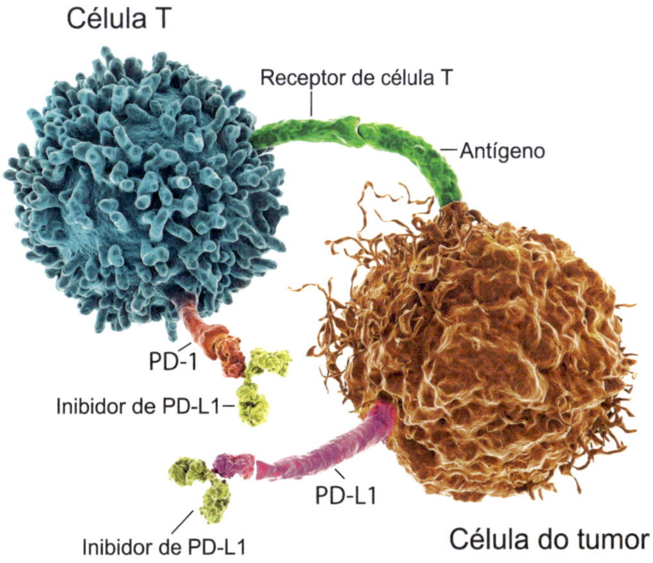

Opções de tratamento

As opções de imunoterapia são baseadas parcialmente no PD-L1. Um patologista avaliará o percentual de células cancerosas com PD-L1. Uma amostra do tumor no pulmão é necessária para exames.

- Nível alto de PD-L1 significa que ao menos metade das células cancerosas têm PD-L1 (50% ou mais).
- Nível baixo de PD-L1 significa que menos da metade das células cancerosas têm PD-L1 (1% a 49%).
- Sem PD-L1 significa que menos de 1 de 100 células têm PD-L1 (menos de 1%).

Para câncer de pulmão com PD-L1, consulte o **Guia 7** para ver uma lista de opções de tratamento para adenocarcinoma, carcinoma de grandes células e tipos de células raras.

Guia 7
Tratamento de CPCNP metastático com nível alto ou baixo de PD-L1: Adenocarcinoma, carcinoma de grandes células e tipos de células raras

Esquemas	Nível baixo de PD-L1	Nível alto de PD-L1
Atezolizumabe		🟠
Cemiplimabe-rwlc		🟠
Pembrolizumabe	●	🟠
Pembrolizumabe, carboplatina, pemetrexede	🟠	🟠
Pembrolizumabe, cisplatina, pemetrexede	🟠	🟠
Cemiplimabe-rwlc, carboplatina, pemetrexede	🟠	🟠
Cemiplimabe-rwlc, cisplatina, pemetrexede	🟠	🟠
Atezolizumabe, carboplatina, paclitaxel, bevacizumabe	●	●
Atezolizumabe, carboplatina, paclitaxel ligado à albumina	●	●
Nivolumabe, ipilimumabe, carboplatina, pemetrexede	●	●
Nivolumabe, ipilimumabe, cisplatina, pemetrexede	●	●
Cemiplimabe-rwlc, carboplatina, paclitaxel	●	●
Cemiplimabe-rwlc, cisplatina, paclitaxel	●	●
Tremelimumabe-actl, durvalumabe, carboplatina, paclitaxel ligado à albumina	●	●
Tremelimumabe-actl, durvalumabe, carboplatina, pemetrexede	●	●
Tremelimumabe-actl, durvalumabe, cisplatina, pemetrexede	●	●
Nivolumabe, ipilimumabe	●	●

🟠 Esquema preferencial porque funciona melhor, é mais seguro ou custa menos que outras opções, ou há melhores dados respaldando seu uso.

As opções de tratamento para carcinoma de células escamosas estão listadas no **Guia 8.**

O tratamento para câncer de pulmão com PD-L1 é discutido no *Capítulo 5: Tratamento por tipo de célula.*

Terapia de primeira linha

Alguns cânceres com nível alto de PD-L1 são tratados somente com um inibidor de checkpoint imunológico. Combinar inibidores de checkpoint com quimioterapia também é uma opção se o PD-L1 estiver alto ou baixo.

A quimioterapia dupla com base em platina consiste em cisplatina e carboplatina e outro tipo de quimioterapia. Ela pode ser usada com inibidores de checkpoint. A quimioterapia dupla com base em platina pode causar efeitos colaterais graves, logo, você precisa estar saudável para receber essa quimioterapia.

Bevacizumabe é parte de um esquema de atezolizumabe. É uma terapia direcionada chamada de anticorpos VEGF. Ela interrompe o crescimento dos vasos sanguíneos nos tumores. Sem sangue, as células cancerosas morrem.

Guia 8
Tratamento de CPCNP metastático com PD-L1: carcinoma de células escamosas

Esquemas	Nível baixo de PD-L1	Nível alto de PD-L1
Atezolizumabe		🟠
Cemiplimabe-rwlc		🟠
Pembrolizumabe	●	🟠
Pembrolizumabe, carboplatina, paclitaxel	🟠	🟠
Pembrolizumabe, carboplatina, paclitaxel ligado à albumina	🟠	🟠
Cemiplimabe-rwlc, carboplatina, paclitaxel	🟠	🟠
Cemiplimabe-rwlc, cisplatina, paclitaxel	🟠	🟠
Nivolumabe, ipilimumabe, carboplatina, paclitaxel	●	●
Tremelimumabe-actl, durvalumabe, carboplatina, paclitaxel ligado à albumina	●	●
Tremelimumabe-actl, durvalumabe, carboplatina, gencitabina	●	●
Tremelimumabe-actl, durvalumabe, cisplatina, gencitabina	●	●
Nivolumabe, ipilimumabe	●	●

🟠 Esquema preferencial porque funciona melhor, é mais seguro ou custa menos que outras opções, ou há melhores dados respaldando seu uso.

Terapia de manutenção

Se o tratamento tiver bons resultados, você pode avançar para a terapia de manutenção, que inclui parte da sua terapia de primeira linha. Isso é chamado de manutenção estendida.

O objetivo da terapia de manutenção é prolongar o tempo até a piora do câncer. As opções para a terapia de manutenção estão listadas no **Guia 9.**

Em alguns anos na terapia de primeira linha, o câncer de pulmão começa a crescer novamente na maioria das pessoas. O próximo tratamento se baseia no tipo de célula conforme explicado no Capítulo 5.

“

As pessoas perguntarão como podem ajudar. Seja específico. Por exemplo, você pode dizer, ‘Você pode cozinhar para mim. Embale as refeições em quentinhas de 120 gramas porque é o máximo que consigo comer de uma só vez’.”

Guia 9
Terapia de manutenção para CPCNP metastático com PD-L1

Adenocarcinoma, carcinoma de grandes células e tipos de células raras	O esquema de manutenção se baseia na sua terapia de primeira linha: • Pembrolizumabe • Pembrolizumabe, pemetrexede • Atezolizumabe, bevacizumabe • Atezolizumabe • Nivolumabe, ipilimumabe • Cemiplimabe-rwlc • Cemiplimabe-rwlc, pemetrexede • Durvalumabe • Durvalumabe, pemetrexede
Câncer de pulmão de células escamosas	O esquema de manutenção se baseia na sua terapia de primeira linha: • Pembrolizumabe • Atezolizumabe para CPCNP com nível alto de PD-L1 • Nivolumabe, ipilimumabe • Cemiplimabe-rwlc • Durvalumabe

Pontos importantes

- A defesa do corpo contra a doença se chama sistema imunológico. As células T fazem parte desse sistema. Elas matam as células cancerosas.
- Os checkpoints imunológicos mantêm as respostas imunológicas sob controle. PD-1 e CTLA-4 são dois tipos de checkpoints imunológicos nas células T.
- Em pessoas com CPCNP, PD-1 e CTLA-4, costumam estar ativados e impedem que as células T matem as células cancerosas.
- Os inibidores de checkpoint imunológico são um tipo de imunoterapia que impede que PD-1 e CTLA-4 sejam ativados.
- Existem vários esquemas de inibidor de checkpoint. A escolha para tratamento se baseia no nível de PD-L1 e no tipo de CPCNP.
- Se o câncer crescer lentamente, você pode continuar em algum deles para aumentar o tempo até que o câncer volte a crescer. Isso se chama terapia de manutenção.

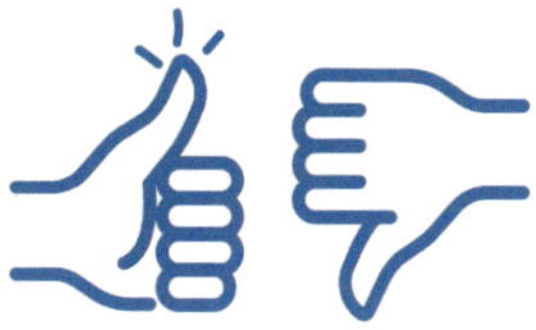

Conte-nos a sua opinião!

Reserve alguns minutos para responder a uma pesquisa on-line sobre as NCCN Guidelines for Patients.

NCCN.org/patients/response

5

Tratamento por tipo de célula

Quando se trata de câncer de pulmão, as pessoas não são iguais. O câncer de pulmão é diferente entre as pessoas devido ao tipo de célula afetada. Leia este capítulo para conhecer as melhores opções de tratamento com base no tipo de célula.

Planejando o tratamento

Muitos cânceres de pulmão de células não pequenas (CPCNP) não têm um biomarcador conhecido que possa ser usado para tratamento. O tratamento oncológico se baseia em outros fatores quando não houver um biomarcador.

Um fator decisivo é sua capacidade de fazer as atividades do dia a dia. Essa capacidade é chamada de status de desempenho. O câncer e outras doenças podem limitar o que você pode fazer. Se a sua habilidade for limitada, alguns tratamentos de câncer podem causar problemas de saúde graves.

O status de desempenho do Eastern Cooperative Oncology Group (ECOG) é um sistemas de pontuação conhecido. Ele consiste em cinco pontos que variam de 0 a 4. Quanto menor o ponto, melhor a sua capacidade de cuidar de si mesmo.

Um status de desempenho de 0, 1 ou 2 significa que você é bastante saudável. Os especialistas da NCCN recomendam a administração de terapia sistêmica. A terapia sistêmica trata o câncer em qualquer parte no corpo. Ela trata o câncer em vários locais e nos locais difíceis de alcançar.

Uma pontuação de desempenho 3 ou 4 sugere que o tratamento de câncer pode ser nocivo. Os especialistas da NCCN recomendam a administração de terapia de apoio. A terapia de apoio busca melhorar a sua qualidade de vida. Também é, às vezes, chamada de cuidados paliativos.

Uma de suas metas é tratar a sintomatologia causada pelo câncer. Ela também ajuda em questões mentais, sociais e espirituais. Discuta a terapia de apoio com a sua equipe de tratamento para obter o melhor planejamento para você.

Mais informações sobre cuidados paliativos estão disponíveis em NCCN.org/patientguidelines e no aplicativo NCCN Patient Guides for Cancer.

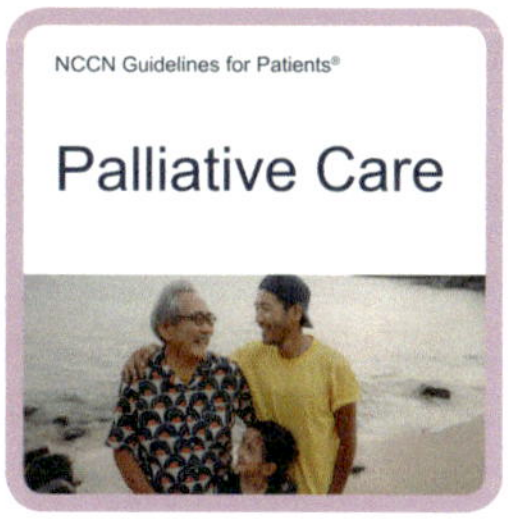

Tipos de terapia sistêmica

O oncologista prescreverá um esquema para você. Um esquema consiste em um ou mais medicamentos que são tomados em uma dose, cronograma e tempo específicos.

Quimioterapia

O tratamento clássico de câncer de pulmão metastático disseminado é a quimioterapia. Ela mata células de crescimento rápido, incluindo câncer.

A quimioterapia para CPCNP costuma ser um líquido que é injetado em uma veia. Algumas injeções são aplicadas no braço e na mão, e outras, por meio de um dispositivo implantado chamado "*port*". Uma infusão é uma aplicação lenta, controlada por uma bomba, que pode demorar horas.

A quimioterapia causa efeitos colaterais porque mata células normais de crescimento rápido e células cancerosas. Cada quimioterapia tem seu próprio grupo de efeitos colaterais. Pergunte à equipe de tratamento o que esperar.

Informações sobre os efeitos colaterais da quimioterapia estão disponíveis em NCCN.org/patientguidelines e no aplicativo NCCN Patient Guides for Cancer.

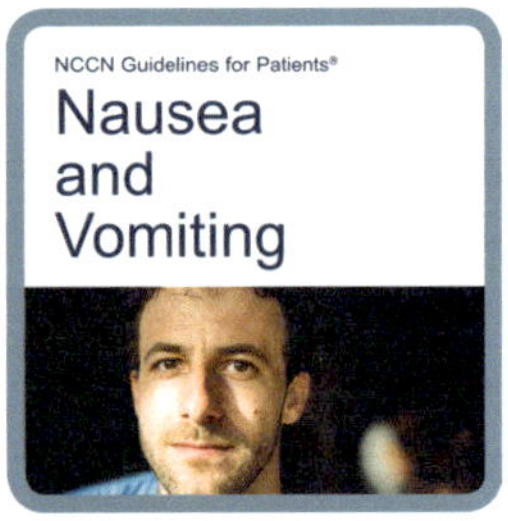

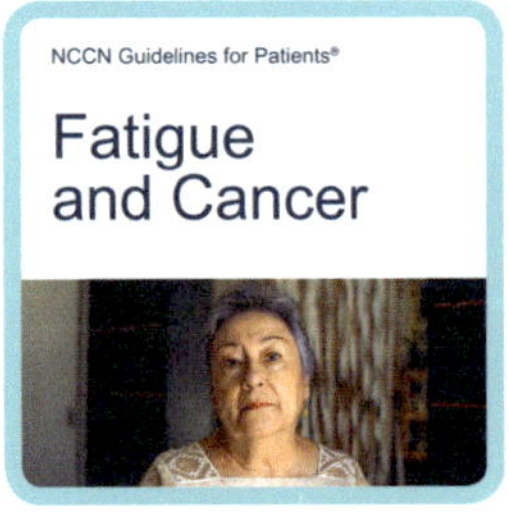

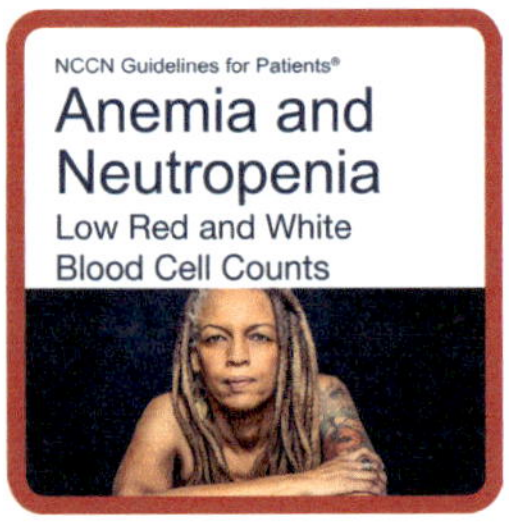

Imunoterapia

A imunoterapia é um tratamento que usa o sistema imunológico para matar as células cancerosas. Os inibidores de checkpoint imunológico são um tipo de imunoterapia. Eles recuperam a capacidade das células T imunológicas de matar as células de câncer de pulmão.

Os inibidores de checkpoint imunológico são administrados por infusão. São necessários de 30 a 60 minutos para receber a dose completa.

Os inibidores de checkpoint imunológico podem levar as células imunológicas a atacar as células saudáveis. Leia sobre o controle de efeitos colaterais relacionados a questões imunológicas em NCCN.org/patientguidelines e no aplicativo NCCN Patient Guides for Cancer.

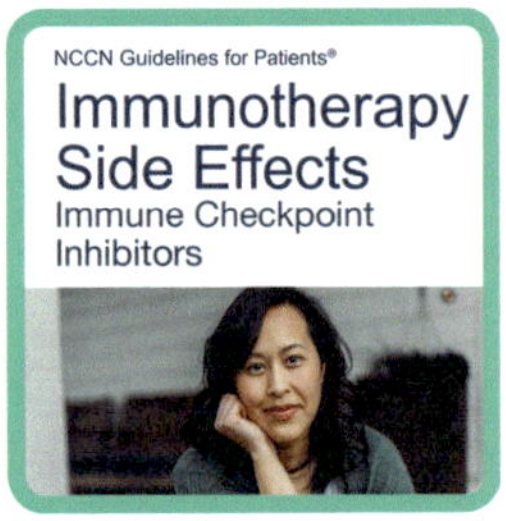

Terapia direcionada

O bevacizumabe faz parte de alguns esquemas usados para tratar o câncer de pulmão. É uma terapia direcionada chamada de anticorpos VEGF. Ela interrompe o crescimento dos vasos sanguíneos nos tumores. Sem sangue, as células cancerosas morrem.

O bevacizumabe é administrado por infusão. A administração da primeira dose leva 90 minutos. As doses posteriores levam de 30 a 60 minutos.

Alguns dos efeitos colaterais do bevacizumabe são pressão arterial alta, cefaleia, alterações no paladar, pele seca ou inflamada, olhos lacrimejantes e dor nas costas.

Problemas menos comuns, mas mais graves, que podem ocorrer são lacerações no trato digestivo, feridas que não melhoram, hemorragia grave e coágulos sanguíneos nas veias profundas.

Terapia de primeira linha

O primeiro tratamento administrado a você é chamado terapia de primeira linha. O oncologista escolherá um esquema para você com base:

- Nos seus medicamentos e no quadro clínico de saúde.
- No status de desempenho (0, 1 ou 2 é necessário para esses tratamentos).
- O tipo de célula — adenocarcinoma, carcinoma de grandes células, carcinoma de células escamosas ou um tipo raro de CPCNP.

Tipos de células raras de CPCNP são às vezes descritos como sem outra especificação (SOE).

Esquemas *com* inibidores de checkpoint imunológico

Se o seu status de desempenho for 0 ou 1, os inibidores de checkpoint imunológico podem fazer parte do tratamento.

Os inibidores de checkpoint imunológico tratam o câncer de pulmão com PD-L1, conforme explicado no capítulo 4. Contudo, eles também prolongam a vida quando o câncer de pulmão não tiver PD-L1.

- Pembrolizumabe (Keytruda), nivolumabe (Opdivo) e cemiplimabe-rwlc (Libtayo) são inibidores de PD-1.
- Atezolizumabe (Tecentriq) e durvalumabe (Imfinzi) são inibidores de PD-L1.
- Ipilimumabe (Yervoy) e tremelimumabe-actl (Imjudo) são inibidores de CTLA-4.

O oncologista prescreverá inibidores de checkpoint imunológico somente se forem seguros e funcionarem para você. Eles podem não ser seguros se você passou por transplante de um órgão, tiver uma doença autoimune ou tomar medicamentos que suprimem o sistema imunológico. Eles podem não funcionar se o câncer tiver biomarcadores EGFR ou ALK.

Tipos de câncer de pulmão de células não pequenas

São três principais tipos de câncer de pulmão de células não pequenas. Adenocarcinoma é o tipo mais comum. É um câncer de células que produzem muco. O carcinoma de grandes células começa nas células grandes do pulmão. O carcinoma de células escamosas começa nas células escamosas.

Crédito: https://commons.wikimedia.org/wiki/File:Mucinous_lung_adenocarcinoma_--_high_mag.jpg

https://commons.wikimedia.org/wiki/File:Large_cell_carcinoma_of_the_lung_.jpg

https://commons.wikimedia.org/wiki/File:Lung_squamous_carcinoma_--_high_mag.jpg

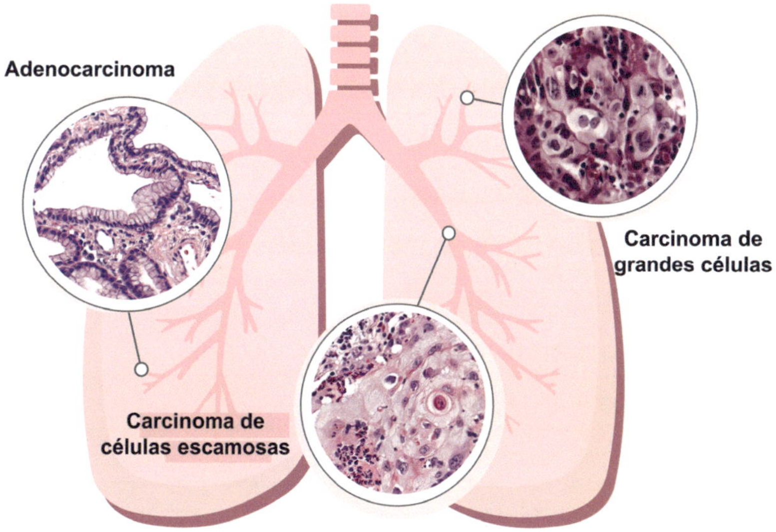

A quimioterapia dupla com base em platina costuma ser usada com inibidores de checkpoint imunológico. Esse tratamento combinado é chamado de quimioimunoterapia. Consulte o **Guia 10** e o **Guia 11** para ver os esquemas.

A quimioterapia dupla com base em platina consiste em dois tipos de quimioterapia. Uma é cisplatina ou carboplatina. A segunda quimioterapia é pemetrexede (Alimta, Pemfexy), paclitaxel, paclitaxel com albumina humana (Abraxane), etoposídeo (Toposar, Etopophos) ou gencitabina (Gemzar, Infugem). O pemetrexede não é usado para carcinomas de células escamosas.

Guia 10
Terapia de primeira linha para CPCNP metastático por status de desempenho (PS): Adenocarcinoma, carcinoma de grandes células e tipos de células raras

Esquemas com inibidores de checkpoint imunológico	**PS 0 ou 1**	**PS 2**
Carboplatina ou cisplatina, pemetrexede, pembrolizumabe	🟠	
Carboplatina ou cisplatina, pemetrexede, cemiplimabe-rwlc	🟠	
Carboplatina, paclitaxel, bevacizumabe, atezolizumabe	●	
Carboplatina, paclitaxel ligado à albumina, atezolizumabe	●	
Nivolumabe, ipilimumabe	●	
Carboplatina ou cisplatina, pemetrexede, nivolumabe, ipilimumabe	●	
Carboplatina ou cisplatina, paclitaxel, cemiplimabe-rwlc	●	
Carboplatina, paclitaxel ligado à albumina, durvalumabe, tremelimumabe-actl	●	
Carboplatina ou cisplatina, pemetrexede, durvalumabe, tremelimumabe-actl	●	
Esquemas sem inibidores de checkpoint imunológico		
Carboplatina, pemetrexede	●	🟠
Carboplatina, paclitaxel, bevacizumabe	●	
Carboplatina ou cisplatina, pemetrexede, bevacizumabe	●	
Carboplatina e outra quimioterapia	●	●
Cisplatina e outra quimioterapia	●	
Gencitabina e docetaxel ou vinorelbina	●	●
Quimioterapia de agente único		●

🟠 Esquema preferencial porque funciona melhor, é mais seguro ou custa menos que outras opções, ou há melhores dados respaldando seu uso.

Além da quimioimunoterapia, a imunoterapia pode ser outra opção para você. Você pode receber nivolumabe e ipilimumabe se o seu status de desempenho for 0 ou 1.

Esquemas *sem* inibidores de checkpoint imunológico

Quando a imunoterapia não for uma opção, a quimioterapia é usada para tratamento. A quimioterapia dupla com base em platina é a mais usada. Bevacizumabe faz parte de alguns esquemas.

Guia 11
Terapia de primeira linha para CPCNP metastático por status de desempenho (PS): Carcinoma de células escamosas

Esquemas com imunoterapia	PS 0 ou 1	PS 2
Carboplatina, paclitaxel, pembrolizumabe	🟠	
Carboplatina, paclitaxel ligado à albumina, pembrolizumabe	🟠	
Carboplatina ou cisplatina, paclitaxel, cemiplimabe-rwlc	🟠	
Nivolumabe, ipilimumabe	●	
Carboplatina, paclitaxel, nivolumabe, ipilimumabe	●	
Carboplatina, paclitaxel ligado à albumina, durvalumabe, tremelimumabe-actl	●	
Carboplatina ou cisplatina, gencitabina, durvalumabe, tremelimumabe-actl	●	
Esquemas sem imunoterapia		
Carboplatina, paclitaxel ligado à albumina	●	🟠
Carboplatina, gencitabina	●	🟠
Carboplatina, paclitaxel	●	🟠
Carboplatina, docetaxel	●	●
Carboplatina, etoposídeo		●
Cisplatina com docetaxel, etoposídeo, gencitabina ou paclitaxel	●	
Gencitabina e docetaxel ou vinorelbina	●	●
Quimioterapia de agente único		●

🟠 Esquema preferencial porque funciona melhor, é mais seguro ou custa menos que outras opções, ou há melhores dados respaldando seu uso.

Outras opções incluem gencitabina com docetaxel ou vinorelbina. Há várias opções para quimioterapia de agente único, incluindo:

- Paclitaxel ligado à albumina
- Docetaxel
- Gencitabina
- Paclitaxel
- Pemetrexede (somente para tipos de célula não escamosa)

Monitoramento

A terapia sistêmica é administrada em ciclos de dias de tratamento, seguidos por dias de repouso. Um ciclo costuma durar de três a quatro semanas.

Em geral, a terapia sistêmica é administrada por quatro ciclos. Se o tratamento não o estiver adoecendo demais, um total de seis ciclos pode ser concluído.

Depois de dois ciclos, o oncologista avaliará os resultados. A extensão do câncer pode ser vista em exames de TC. Contraste pode ser usado. O exame de TC será repetido depois de outros dois a quatro ciclos.

Terapia sistêmica

A terapia sistêmica para câncer de pulmão costuma ser um líquido que é injetado em uma veia. Uma infusão é uma aplicação lenta controlada por uma bomba, que pode demorar horas.

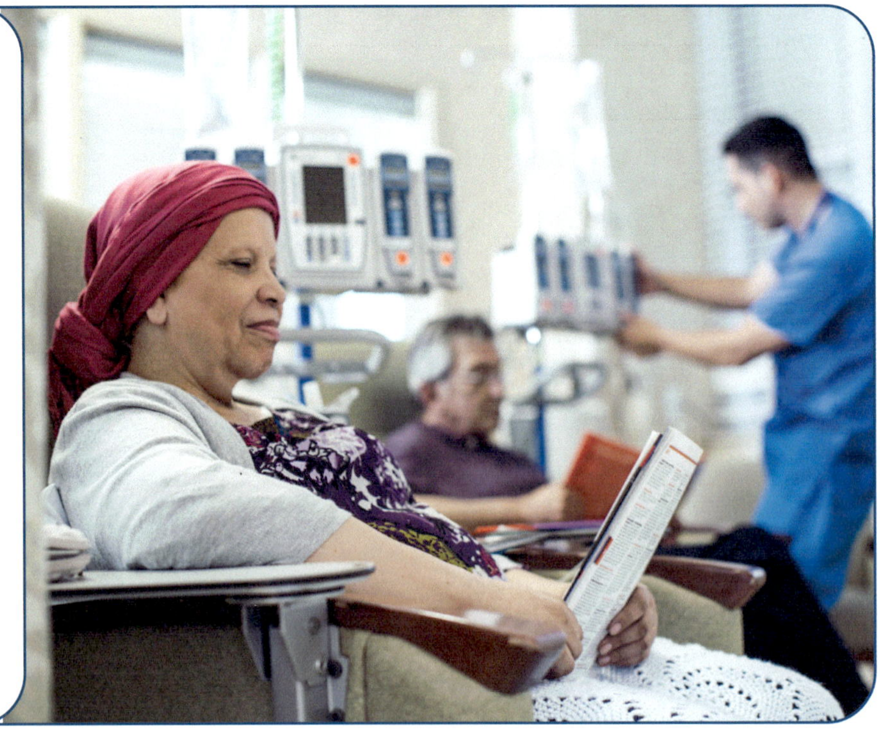

Terapia de manutenção

Se uma linha de tratamento funcionar, você pode receber terapia de manutenção depois que o esquema for terminado. O objetivo da terapia de manutenção é aumentar o tempo até que o câncer cresça.

Se os resultados forem bons no fim do tratamento, você pode continuar com pelo menos um dos medicamentos. Isso é chamado de manutenção estendida.

Outra opção é trocar para um medicamento que você não tomou como terapia de primeira linha. Isso é chamado de manutenção de troca. As opções para a terapia de manutenção estão listadas no **Guia 12.**

Você pode continuar na terapia de manutenção por dois anos se a sua terapia de primeira linha incluir imunoterapia. Se a imunoterapia fizer parte da terapia de segunda linha, você ficará na terapia de manutenção até o câncer crescer.

Guia 12
Terapia de manutenção para CPCNP metastático por tipo de célula

Adenocarcinoma, carcinoma de grandes células e tipos de células raras	Manutenção estendida • Bevacizumabe • Pemetrexede • Bevacizumabe, pemetrexede • Pembrolizumabe, pemetrexede • Atezolizumabe, bevacizumabe • Cemiplimabe-rwlc com ou sem pemetrexede • Atezolizumabe • Nivolumabe, ipilimumabe • Durvalumabe com ou sem pemetrexede • Gencitabina Manutenção de troca • Pemetrexede
Câncer de pulmão de células escamosas	Manutenção estendida • Cemiplimabe-rwlc • Durvalumabe • Pembrolizumabe • Nivolumabe e ipilimumabe • Gencitabina

Terapia de segunda linha

Com o tempo, o câncer de pulmão costuma crescer novamente depois da terapia de primeira linha. As opções de cuidado se baseiam no status de desempenho. Esta seção descreve o tratamento quando o status de desempenho for 0, 1 ou 2. Os especialistas da NCCN recomendam terapia de apoio quando o status de desempenho for 3 ou 4.

A terapia de segunda linha é o segundo tratamento usado para tratamento oncológico. Se mais linhas de tratamento forem necessárias, as opções mencionadas neste seção podem ser recebidas. Opções para terapia de segunda linha são listadas no **Guia 13.**

- Os inibidores de checkpoint imunológico são preferenciais se ainda não tiverem sido recebidos. Se o câncer crescer enquanto toma um inibidor de checkpoint, não é recomendado trocar para outro inibidor de checkpoint.
- Outras opções incluem docetaxel com ramucirumabe. Ramucirumabe é um anticorpo VEGF.
- Quimioterapia de agente único (no qual você recebe um medicamento quimioterápico) é uma opção.

O oncologista vai monitorar os resultados do tratamento. Você fará um exame de TC a cada 6 a 12 semanas. Contraste pode ser usado.

Ensaios clínicos

Apesar dos avanços no tratamento, mais pesquisa é necessária. O tratamento atual raramente cura câncer de pulmão metastático ou dá vida longa às pessoas. Melhorar o tratamento é possível por meio de ensaios clínicos.

Um ensaio clínico é um tipo de estudo de pesquisa médica. Depois de serem desenvolvidos e testados em um laboratório, os possíveis novos modos de combater o câncer precisam ser estudados nas pessoas. Se for descoberto

Guia 13
Terapia de segunda linha para CPCNP metastático

Opções preferenciais quando você ainda não recebeu imunoterapia	• Nivolumabe • Pembrolizumabe • Atezolizumabe
Outras opções se você recebeu ou não imunoterapia	• Docetaxel • Gencitabina • Ramucirumabe, docetaxel • Paclitaxel ligado à albumina • Pemetrexede para adenocarcinoma de pulmão, carcinoma de grandes células e tipos de células raras • Fam-trastuzumabe deruxtecane-nxki

que é seguro e eficiente em um ensaio clínico, o fármaco, o dispositivo ou a abordagem de tratamento pode receber aprovação da FDA (Agência de Administração de Alimentos e Medicamentos).

Todas as pessoas com câncer devem considerar cuidadosamente todas as opções de tratamento disponíveis para seu tipo de câncer, incluindo tratamentos padrão e ensaios clínicos. Converse com o oncologista para saber se um ensaio clínico faz sentido para o seu caso.

Fases

A maioria dos ensaios clínicos de câncer tem o tratamento como foco. Os ensaios clínicos de tratamento são feitos em fases.

- Os ensaios de fase I estudam a dose, a segurança e os efeitos colaterais de um medicamento ou de uma abordagem de tratamento. Eles também buscam sinais iniciais de que o medicamento ou a abordagem são úteis.
- Os ensaios de fase II estudam como funciona o medicamento ou a abordagem em relação a um tipo de câncer.
- Os ensaios de fase III testam o medicamento ou a abordagem em relação a um tratamento padrão. Se os resultados forem bons, ele pode ser aprovado pela FDA.
- Os ensaios de fase IV estudam a segurança de longo prazo e os benefícios de um tratamento aprovado pela FDA.

Quem pode se inscrever?

Todos os ensaios clínicos têm regras para a inscrição, chamadas de critérios de elegibilidade. As regras podem incluir idade, tipo e estágio do câncer, histórico de tratamento ou saúde geral. Esses requisitos asseguram que os participantes sejam parecidos de modos específicos e que o ensaio clínico seja o mais seguro possível para os participantes.

Como encontrar um ensaio clínico

Nos Estados Unidos

Centros de câncer da NCCN
NCCN.org/cancercenters

National Cancer Institute (NCI)
cancer.gov/about-cancer/treatment/clinical-trials/search

No mundo todo

Biblioteca Nacional de Medicina dos Estados Unidos (NLM)
clinicaltrials.gov

Precisa de ajuda para encontrar um ensaio clínico?

Serviço de informações sobre o câncer (CIS) do NCI
1.800.4.CANCER (1.800.422.6237)
cancer.gov/contact

Termo de consentimento livre e esclarecido

Ensaios clínicos são controlados por um grupo de especialistas chamado de equipe de pesquisa. A equipe de pesquisa revisará o estudo com você em detalhes, incluindo a finalidade e os riscos e benefícios da participação. Todas essas informações também são fornecidas em um termo de consentimento livre e esclarecido. Leia o termo com atenção e faça perguntas antes de assiná-lo. Discuta o assunto com a família, com amigos ou com outras pessoas nas quais confia. Lembre-se de que você pode sair e procurar tratamento fora do ensaio clínico a qualquer momento.

Dê início à conversa

Não espere a equipe de tratamento falar de ensaios clínicos. Dê início à conversa e se informe sobre todas as opções de tratamento. Se achar um estudo para o qual pode ser elegível, pergunte à equipe de tratamento se você cumpre os requisitos. Se já iniciou um tratamento padrão, você pode não ser elegível para determinados ensaios clínicos. Tente não ficar desmotivado se não conseguir se inscrever. Novos ensaios clínicos sempre ficam disponíveis.

Perguntas frequentes

Há muitos mitos e conceitos errôneos em relação a ensaios clínicos. Os possíveis benefícios e riscos não são muito bem compreendidos por muitas pessoas com câncer.

Vou receber placebo?

Placebos (versões inativas de medicamentos reais) quase nunca são usados isoladamente em ensaios clínicos de câncer. É comum receber o placebo com um tratamento padrão ou um novo fármaco com um tratamento padrão. Você será informado, por escrito e verbalmente, se o placebo faz parte de um ensaio clínico antes da sua inscrição.

Os ensaios clínicos são gratuitos?

Não há pagamento para se inscrever em um ensaio clínico. O patrocinador do estudo paga as despesas relacionadas ao estudo, incluindo o medicamento em estudo. Você pode, no entanto, ter custos indiretamente relacionados ao ensaio clínico, como custos de transporte ou cuidados infantis devido a consultas extras. Durante o ensaio clínico, você continuará a receber o tratamento oncológico padrão. Esse tratamento é cobrado do seguro, e costuma ser coberto por este. Você é responsável pelos copagamentos e por quaisquer custos para esse tratamento que não forem cobertos pelo seguro.

Pontos importantes

- O tratamento de câncer de pulmão sem biomarcadores que possam ser tratados é parcialmente baseado no status de desempenho. O status de desempenho é sua capacidade de fazer as atividades do dia a dia.
- O tratamento de todo o copo, chamado terapia sistêmica, é usado para tratar pessoas com status de desempenho 0, 1 ou 2. A terapia de apoio, em geral, é recomendada se o status de desempenho for 3 ou 4.
- Quimioterapia com imunoterapia é recomendada para pessoas bastante saudáveis. Outras operações são quimioterapia por si só ou quimioterapia com bevacizumabe.
- O oncologista vai monitorar os resultados do tratamento. Você pode receber entre quatro e seis ciclos de tratamento.
- A terapia de manutenção desacelera o crescimento de câncer. Ela consiste em um ou mais medicamentos do seu primeiro tratamento.
- As opções seguintes de tratamento para câncer de pulmão são imunoterapia, se ainda não recebida, quimioterapia com ramucirumabe, e quimioterapia de agente único.
- Ensaios clínicos são um tipo de pesquisa. Novos modos de combater o câncer são estudados entre as pessoas em ensaios clínicos. Um ensaio clínico pode ser uma opção além do tratamento adicional.

compartilhe conosco.

Participe da pesquisa e ajude a tornar as NCCN Guidelines for Patients ainda melhores para todos!

NCCN.org/patients/comments

6
Tomando decisões de tratamento

É importante estar confortável com o tratamento de câncer que você escolher. Essa escolha começa com uma conversa franca com a equipe de tratamento.

A escolha é sua

Na tomada de decisões compartilhada, você e a equipe de tratamento compartilham informações, discutem as opções e chegam a um acordo em relação ao planejamento terapêutico. Isso começa com uma conversa franca entre você e a equipe de tratamento.

As decisões de tratamento são muito pessoais. O que é importante para você pode não ser importante para outra pessoa. Alguns fatores que podem desempenhar um papel em suas decisões:

- O que você quer e como isso pode diferir do que os outros querem.
- Suas crenças religiosas e espirituais.
- Suas opiniões sobre determinados tratamentos.
- Suas opiniões sobre a dor ou os efeitos colaterais.
- O custo do tratamento, o deslocamento aos centros de tratamento e o tempo fora do trabalho ou da escola.
- Qualidade de vida e duração da vida.
- Quão ativo você é e as atividades que lhe são importantes.

Pense sobre o que você quer do tratamento. Discuta abertamente os riscos e benefícios de tratamentos e procedimentos específicos. Considere as opções e compartilhe as preocupações com a equipe de tratamento.

Se você dedicar tempo para construir um relacionamento com a equipe de tratamento, isso o ajudará a se sentir apoiado ao considerar as opções e ao tomar decisões sobre o tratamento.

Segunda opinião

É normal querer começar o tratamento o mais rápido possível. Embora o câncer não possa ser ignorado, há tempo para que outro médico analise os resultados de seus exames e sugira um planejamento terapêutico. Isso se chama obter uma segunda opinião, e é uma parte normal do tratamento oncológico. Até mesmo os médicos buscam uma segunda opinião!

O que você pode fazer para se preparar:

- Verificar junto ao seu plano de saúde as regras em relação à segunda opinião. Pode haver custos extras para consultar médicos que não fazem parte do seu plano de saúde.
- Planeje enviar cópias de todos os seus registros ao médico que você consultará para uma segunda opinião.

Grupos de apoio

Muitas pessoas diagnosticadas com câncer acham os grupos de apoio úteis. Os grupos de apoio em geral incluem pessoas em diferentes fases de tratamento. Algumas pessoas podem ter sido diagnosticadas recentemente, enquanto outras podem ter terminado o tratamento. Se seu hospital ou comunidade não tiver grupos de apoio para pessoas com câncer, confira os sites na internet listados neste livro.

Perguntas a fazer

Possíveis perguntas a fazer à equipe de tratamento estão listadas nas próximas páginas. Sinta-se à vontade para usar estas perguntas ou invente as suas próprias.

Perguntas sobre exames de câncer

1. Que exames terei de fazer?
2. Tecido de biópsia suficiente será removido para exame futuro? Onde e por quanto tempo meu tecido será mantido?
3. Os exames têm riscos?
4. Preciso fazer algo para me preparar para o exame?
5. Aonde vou para fazer os exames e quanto tempo vai demorar?
6. Se algum dos exames causar dor, o que você fará para me deixar confortável?
7. Quando eu saberei os resultados e quem os explicará para mim?
8. Onde posso obter uma cópia do relatório de patologia e outros resultados de exames?
9. Há um portal on-line com os resultados do exame?

Perguntas sobre as opções de tratamento

1. Quais são as minhas opções de tratamento?
2. O que acontecerá se eu não fizer nada?
3. Você sugere outras opções além do que recomenda a NCCN? Se sim, por quê?
4. Como a minha idade, sexo, saúde em geral e outros fatores afetam minhas opções?
5. E se eu estiver grávida, amamentando ou planejando engravidar?
6. Alguma opção oferece cura ou controle de longo prazo do câncer?
7. Como faço para ter uma segunda opinião?
8. Quando tempo tenho para decidir sobre o tratamento? Há um assistente social ou alguém que possa me ajudar a decidir?

Perguntas sobre o que esperar

1. Tenho escolha de quando começar o tratamento?
2. Com que frequência precisarei ir à clínica oncológica? Quanto tempo o tratamento vai durar?
3. Meu tratamento precisará de quaisquer arranjos especiais, como habitação ou determinada dieta?
4. O que pode me impedir de obter o tratamento de que preciso?
5. Como posso saber se o que estou sentindo é normal ou se preciso de ajuda?
6. Quem eu devo contatar em caso de perguntas ou preocupações se o consultório estiver fechado?
7. Como você vai saber se o tratamento está funcionando?
8. Quais são as chances de piora ou de retorno do câncer?
9. Quais tratamentos de acompanhamento são necessários depois do tratamento?

Perguntas sobre efeitos colaterais

1. Quais são os possíveis efeitos colaterais do tratamento?
2. O câncer por si só causa algum efeito colateral?
3. Quais são os efeitos colaterais mais comuns e quanto tempo eles costumam durar?
4. Quais efeitos colaterais são sérios ou um risco de vida?
5. Há efeitos colaterais de longo prazo ou permanentes?
6. Quais sintomas devo informar imediatamente, e com quem entro em contato?
7. O que posso fazer para prevenir ou evitar os efeitos colaterais do tratamento?
8. Algum medicamento piora os efeitos colaterais?
9. Você vai interromper ou mudar de tratamento se houver efeitos colaterais graves?

Perguntas sobre ensaios clínicos

1. Você recomenda que eu considere um ensaio clínico como tratamento?
2. Como encontro ensaios clínicos dos quais eu possa participar?
3. Quais são os tratamentos utilizados no ensaio clínico?
4. O tratamento já foi usado para outros tipos de câncer?
5. Quais são os riscos e benefícios deste tratamento?
6. Quais os efeitos colaterais que devo esperar? E como eles serão controlados?
7. Quanto tempo vou ficar no ensaio clínico?
8. Poderei receber outro tratamento se isso não funcionar?
9. Como você vai saber que o tratamento está funcionando?
10. Terei de pagar alguma coisa pelo ensaio clínico?

Perguntas sobre recursos e apoio

1. Com quem posso falar sobre ajuda com acomodação, alimentação e outras necessidades básicas?

2. Que assistência está disponível para transporte, cuidado infantil e assistência domiciliar?

3. Quem pode me dizer quais são as minhas opções de seguro saúde e me ajudar na solicitação de uma cobertura de saúde?

4. Quanto terei de pagar pelo meu tratamento? Que ajuda está disponível para pagar pelos medicamentos e outros tratamentos?

5. Quem pode me ajudar com minhas preocupações relacionadas ao trabalho ou à escola?

6. Como posso me conectar a outras pessoas e criar um sistema de apoio?

7. Como posso obter ajuda para parar de fumar?

8. Com quem posso falar se não me sinto seguro em casa, no trabalho ou em meu bairro?

Recursos

American Lung Association
lung.org/lung-health-diseases/lung-disease-lookup/lung-cancer

Bag It Cancer
bagitcancer.org

CancerCare
Cancercare.org

Cancer Hope Network
cancerhopenetwork.org

Caring Ambassadors Program, Inc.
LungCancerCAP.org

Free Me from Lung Cancer
freemefromlungcancer.org

Go2 Foundation for Lung Cancer
go2foundation.org

Imerman Angels
Imermanangels.org

LiveLung (Dusty Joy Foundation)
dustyjoy.org

Lung Cancer Action Network (LungCAN)
lungcan.org

Lung Cancer Research Foundation
lungcancerresearchfoundation.org

LUNGevity
lungevity.org

National Coalition for Cancer Survivorship
canceradvocacy.org

Triage Cancer
triagecancer.org

Termos que você precisa conhecer

adenocarcinoma
Um câncer de células que revestem órgãos e produzem líquidos ou hormônios.

AJCC
American Joint Committee on Cancer.

alvéolos
Os pequenos sacos nos pulmões para os quais os gases são transferidos para dentro e para fora do sangue.

aspiração transtorácica por agulha (ATTA)
Um procedimento que remove amostras de tecido com uma agulha fina guiada pelas costelas.

avaliação rápida no local (ROSE)
Uma avaliação do tamanho do tecido removido durante um procedimento médico.

biomarcador
Qualquer molécula no seu corpo que pode ser uma medida para avaliar a sua saúde.

biópsia
Um procedimento que retira amostras de líquido ou tecido para serem testadas para identificar uma doença.

biópsia percutânea com agulha grossa
Um procedimento que remove amostras de tecido com uma agulha oca. Também chamada de biópsia percutânea.

brônquio
Uma das duas principais vias respiratórias que se estendem até os pulmões.

bronquíolos
Pequenas vias respiratórias nos pulmões.

câncer de pulmão de células não pequenas (CPCNP)
Um câncer que tem início nas células do pulmão que não são pequenas.

câncer de pulmão de células pequenas (CPCP)
Um câncer de células do pulmão pequenas e redondas.

carcinoma
Um câncer de células que revestem as superfícies internas ou externas do corpo.

carcinoma de células escamosas
Um tipo de câncer de células finas e lisas que revestem a superfície dos órgãos.

carcinoma de pulmão de grandes células
Um câncer de células do pulmão sem características para classificação como outro tipo de câncer de pulmão.

cirurgia
Uma operação para remover ou recuperar uma parte do corpo.

contraste
Uma substância inserida no corpo para tornar mais nítidas as fotos durante o exame de imagem.

diagnóstico
A identificação de uma doença com base em exames.

difusão de gás
Um exame que usa um gás inofensivo para avaliar quanto você expira.

DNA
Ácido desoxirribonucleico.

ECOG
Eastern Cooperative Oncology Group.

efeito colateral
Uma resposta física ou emocional não saudável ou desagradável ao tratamento.

ensaio clínico
Um tipo de pesquisa que avalia o desempenho de exames ou tratamentos de saúde nas pessoas.

espirometria
Um exame que usa um tubo para avaliar a rapidez da sua respiração.

estágio do câncer
Uma classificação do panorama de um câncer com base no seu crescimento e disseminação.

exame de imagem por ressonância magnética (RM)
Um exame que usa ondas de rádio e magnetos poderosos para fazer imagens do interior do corpo.

exame físico
Um exame do corpo feito por um especialista de saúde para identificar sinais de doença.

exames de função pulmonar
Um grupo de exames respiratórios para avaliar a força dos pulmões.

FDG
Fluorodesoxiglicose.

gene
Instruções codificadas nas células para produzir novas células e controlar como as células se comportam.

glândula suprarrenal
Um pequeno órgão que produz hormônios, localizado na parte superior de cada rim.

hemograma completo (HC)
Um exame laboratorial que analisa as partes do sangue.

histórico clínico
Um relatório de todos os seus eventos de saúde e medicamentos.

imuno-histoquímica (IHQ)
Um exame laboratorial especial feito em uma amostra de tecido.

imunoterapia
Um tratamento com medicamentos que ajudam o corpo a encontrar e destruir as células cancerosas.

linfonodos
Uma pequena estrutura que combate as doenças, em forma de feijão.

manutenção de troca
Uma fase do tratamento com um novo medicamento que é administrado para prolongar os bons resultados do tratamento.

manutenção estendida
Uma fase de tratamento usando um ou mais medicamentos de primeira linha para prolongar os bons resultados do tratamento.

metástase
A disseminação do câncer do primeiro tumor para um novo local.

mutação
Alterações anormais nas instruções codificadas nas células (genes).

NCCN
National Comprehensive Cancer Network.

oncologista de radiação
Um médico especialista no tratamento de câncer com radiação.

patologista
Médico especialista em examinar células e tecidos em busca de doenças.

perfil químico
Exames laboratoriais de oito substâncias químicas em uma amostra de sangue. Também chamado de painel metabólico.

pericardiocentese
Um procedimento que remove com uma agulha líquido presente em volta do coração.

pletismografia de câmara corporal
Um exame para saber quanto ar está presente nos seus pulmões depois de inspirar e expirar.

prognóstico
O provável curso e desfecho de uma doença com base em exames.

quimiorradiação
Um tratamento de câncer que combina medicamentos que matam as células e raios de alta energia.

quimioterapia
Tratamento com medicamentos contra o câncer que matam células de crescimento rápido.

quimioterapia dupla com base em platina
Um tratamento com dois medicamentos que matam células, um deles contém a platina química.

radiologista torácico
Um médico especialista na leitura de exames de imagem do tórax.

radioterapia
Um tratamento que utiliza energia intensa para matar as células cancerosas.

radioterapia estereotáxica ablativa (SABR)
Tratamento com alta dose de radiação em uma ou mais sessões. Também chamada de radioterapia corporal estereotáxica (SBRT).

rearranjo no gene
Uma instrução codificada em uma célula que é feita de partes de outras instruções codificadas.

sistema respiratório
O grupo de órgãos que transferem gases para dentro e para fora do corpo.

SOE
Sem outra especificação.

status de desempenho
Uma classificação da capacidade da pessoa em fazer as atividades diárias.

terapia de apoio
Cuidados de saúde que incluem o alívio de sintomas, mas não o tratamento do câncer. Às vezes, também chamados de cuidados paliativos.

terapia de manutenção
Uma fase do tratamento que é administrada para prolongar os bons resultados do tratamento.

terapia direcionada
Um tratamento medicamentoso que impede o crescimento de um processo específico para células cancerosas.

tomografia computadorizada (TC)
Um exame que usa raios X de diversos ângulos para fazer uma imagem do interior do corpo.

tomografia por emissão de pósitrons (PET)
Um exame que usa material radioativo para ver a forma e função de partes do corpo.

tomografia por emissão de pósitrons/tomografia computadorizada (PET/TC)
Um exame que utiliza dois métodos de fazer imagens para mostrar a forma e a função do tecido.

toracoscopia
Um procedimento para intervir no tórax com um dispositivo que passa por pequenos cortes na pele. Também chamada de videotoracoscopia (VATS).

traqueia
A via respiratória entre a garganta e as vias respiratórias nos pulmões. Também chamado de traqueia.

ultrassonografia
Um exame que usa ondas sonoras para fazer imagens do interior do corpo.

VATS
Videotoracoscopia.

Colaboradores da NCCN

Este guia do paciente se baseia nas NCCN Clinical Practice Guidelines in Oncology (NCCN Guidelines®) para câncer de pulmão de células não pequenas, versão 7.2024. Ele foi adaptado, revisado e publicado com a ajuda das seguintes pessoas:

Dorothy A. Shead, mestre em Ciências
Diretora sênior,
Operações de Informação do Paciente

Laura J. Hanisch, estudos avançados em Psicologia
Gerente do Programa de Informações do Paciente

Tim Rinehart
Escritor médico

Laura Phillips
Artista gráfico

As NCCN Clinical Practice Guidelines in Oncology (NCCN Guidelines®) para câncer de pulmão de células não pequenas, versão 7.2024 foram desenvolvidas pelos seguintes membros do NCCN Panel:

Gregory J. Riely, médico, PhD/presidente
Memorial Sloan Kettering Cancer Center

Douglas E. Wood, médico/vice-presidente
Fred Hutchinson Cancer Center

Dara L. Aisner, médica, PhD
University of Colorado Cancer Center

Wallace Akerley, médico
Huntsman Cancer Institute,
University of Utah

Jessica R. Bauman, médica
Fox Chase Cancer Center

Ankit Bharat, médico
Robert H. Lurie Comprehensive Cancer Center of Northwestern University

Debora S. Bruno, médica, mestre em Ciências
Case Comprehensive Cancer Center/ University Hospitals Seidman Cancer Center and Cleveland Clinic Taussig Cancer Institute

Joe Y. Chang, médico, PhD
The University of Texas
MD Anderson Cancer Center

Lucian R. Chirieac, médico
Dana-Farber/Brigham and Women's Cancer Center

Malcolm DeCamp, médico
University of Wisconsin
Carbone Cancer Center

Aakash P. Desai, médico
O'Neal Comprehensive Cancer Center, UAB

Thomas J. Dilling, médico, mestre em Ciências
Moffitt Cancer Center

Jonathan Terdiman, médico
UT Southwestern Simmons
Comprehensive Cancer Center

Gregory A. Durm, médico
Indiana University Melvin and Bren Simon Comprehensive Cancer Center

Scott Gettinger, médico
Yale Cancer Center/Smilow Cancer Hospital

Travis E. Grotz, médico
Mayo Clinic Comprehensive Cancer Center

Matthew A. Gubens, médico, mestre em Ciências
UCSF Helen Diller Family
Comprehensive Cancer Center

Aditya Juloori, médico
The UChicago Medicine
Comprehensive Cancer Center

Rudy P. Lackner, médico
Fred & Pamela Buffett Cancer Center

Michael Lanuti, médico
Mass General Cancer Center

Jules Lin, médico
University of Michigan Rogel Cancer Center

Billy W. Loo, Jr., médico, PhD
Stanford Cancer Institute

Christine M. Lovly, médica, PhD
Vanderbilt-Ingram Cancer Center

Fabien Maldonado, médico
Vanderbilt-Ingram Cancer Center

Erminia Massarelli, médica, PhD, mestre em Ciências
City of Hope National Medical Center

*Daniel Morgensztern, médico
Siteman Cancer Center, Barnes-Jewish Hospital and Washington University School of Medicine

Trey C. Mullikin, médico
Duke Cancer Institute

Thomas Ng, médico
The University of Tennessee
Health Science Center

*Dawn Owen, médico, PhD
Mayo Clinic Comprehensive Cancer Center

Dwight H. Owen, médico, mestre
The Ohio State University Comprehensive Cancer Center – James Cancer Hospital and Solove Research Institute

Sandip P. Patel, médico
UC San Diego Moores Cancer Center

Tejas Patil, médico
University of Colorado Cancer Center

Patricio M. Polanco, médico
UT Southwestern Simmons
Comprehensive Cancer Center

Jonathan Riess, médico
UC Davis Comprehensive Cancer Center

*Theresa A. Shapiro, médica, PhD
Johns Hopkins Kimmel Cancer Center

Aditi P. Singh, médica
Abramson Cancer Center,
University of Pennsylvania

James Stevenson, médico
Case Comprehensive Cancer Center/ University Hospitals Seidman Cancer Center and Cleveland Clinic Taussig Cancer Institute

Alda Tam, médica
The University of Texas
MD Anderson Cancer Center

Tawee Tanvetyanon, médico, mestre em Saúde Pública
Moffitt Cancer Center

Jane Yanagawa, médica
UCLA Jonsson
Comprehensive Cancer Center

Stephen C. Yang, médico
Johns Hopkins Kimmel Cancer Center

Edwin Yau, médico, PhD
Roswell Park Comprehensive Cancer Center

NCCN

Kristina Gregory, enfermeira oncológica, radiologista e mestre em Enfermagem
Vice-presidente sênior, Programas de Informações Clínicas

Lisa Hang, PhD
Cientista oncologista/escritora médica sênior

* Revisaram este guia do paciente. Para divulgações, acesse NCCN.org/disclosures.

Centros de câncer da NCCN

Abramson Cancer Center,
University of Pennsylvania
Filadélfia, Pensilvânia
+1 800.789.7366 • pennmedicine.org/cancer

Case Comprehensive Cancer Center/
University Hospitals Seidman Cancer Center and
Cleveland Clinic Taussig Cancer Institute
Cleveland, Ohio
UH Seidman Cancer Center
+1 800.641.2422 • uhhospitals.org/services/cancer-services
CC Taussig Cancer Institute
+1 866.223.8100 • my.clevelandclinic.org/departments/cancer
Case CCC
+1 216.844.8797 • case.edu/cancer

City of Hope National Medical Center
Duarte, Califórnia
+1 800.826.4673 • cityofhope.org

Dana-Farber/Brigham and Women's Cancer Center |
Mass General Cancer Center
Boston, Massachusetts
+1 877.442.3324 • youhaveus.org
+1 617.726.5130 • massgeneral.org/cancer-center

Duke Cancer Institute
Durham, Carolina do Norte
+1 888.275.3853 • dukecancerinstitute.org

Fox Chase Cancer Center
Filadélfia, Pensilvânia
+1 888.369.2427 • foxchase.org

Fred & Pamela Buffett Cancer Center
Omaha, Nebraska
+1 402.559.5600 • unmc.edu/cancercenter

Fred Hutchinson Cancer Center
Seattle, Washington
+1 206.667.5000 • fredhutch.org

Huntsman Cancer Institute, University of Utah
Salt Lake City, Utah
+1 800.824.2073 • healthcare.utah.edu/huntsmancancerinstitute

Indiana University Melvin and Bren Simon
Comprehensive Cancer Center
Indianápolis, Indiana
+1 888.600.4822 • www.cancer.iu.edu

Johns Hopkins Kimmel Cancer Center
Baltimore, Maryland
+1 410.955.8964
www.hopkinskimmelcancercenter.org

Mayo Clinic Comprehensive Cancer Center
Phoenix/Scottsdale, Arizona
Jacksonville, Flórida
Rochester, Minnesota
+1 480.301.8000 • Arizona
+1 904.953.0853 • Flórida
+1 507.538.3270 • Minnesota
mayoclinic.org/cancercenter

Memorial Sloan Kettering Cancer Center
Nova York, Nova York
+1 800.525.2225 • mskcc.org

Moffitt Cancer Center
Tampa, Flórida
+1 888.663.3488 • moffitt.org

O'Neal Comprehensive Cancer Center, UAB
Birmingham, Alabama
+1 800.822.0933 • uab.edu/onealcancercenter

Robert H. Lurie Comprehensive Cancer Center
of Northwestern University
Chicago, Illinois
+1 866.587.4322 • cancer.northwestern.edu

Roswell Park Comprehensive Cancer Center
Buffalo, Nova York
+1 877.275.7724 • roswellpark.org

Siteman Cancer Center, Barnes-Jewish Hospital
and Washington University School of Medicine
St. Louis, Missouri
+1 800.600.3606 • siteman.wustl.edu

St. Jude Children's Research Hospital/
The University of Tennessee Health Science Center
Memphis, Tennessee
+1 866.278.5833 • stjude.org
+1 901.448.5500 • uthsc.edu

Stanford Cancer Institute
Stanford, Califórnia
+1 877.668.7535 • cancer.stanford.edu

The Ohio State University Comprehensive Cancer Center –
James Cancer Hospital and Solove Research Institute
Columbus, Ohio
+1 800.293.5066 • cancer.osu.edu

The UChicago Medicine Comprehensive Cancer Center
Chicago, Illinois
+1 773.702.1000 • uchicagomedicine.org/cancer

The University of Texas MD Anderson Cancer Center
Houston, Texas
+1 844.269.5922 • mdanderson.org

UC Davis Comprehensive Cancer Center
Sacramento, Califórnia
+1 916.734.5959 • +1 800.770.9261
health.ucdavis.edu/cancer

UC San Diego Moores Cancer Center
La Jolla, Califórnia
+1 858.822.6100 • cancer.ucsd.edu

UCLA Jonsson Comprehensive Cancer Center
Los Angeles, Califórnia
+1 310.825.5268 • uclahealth.org/cancer

UCSF Helen Diller Family
Comprehensive Cancer Center
San Francisco, Califórnia
+1 800.689.8273 • cancer.ucsf.edu

University of Colorado Cancer Center
Aurora, Colorado
+1 720.848.0300 • coloradocancercenter.org

University of Michigan Rogel Cancer Center
Ann Arbor, Michigan
+1 800.865.1125 • rogelcancercenter.org

University of Wisconsin Carbone Cancer Center
Madison, Wisconsin
+1 608.265.1700 • uwhealth.org/cancer

UT Southwestern Simmons
Comprehensive Cancer Center
Dallas, Texas
+1 214.648.3111 • utsouthwestern.edu/simmons

Vanderbilt-Ingram Cancer Center
Nashville, Tennessee
+1 877.936.8422 • vicc.org

Yale Cancer Center/Smilow Cancer Hospital
New Haven, Connecticut
+1 855.4.SMILOW • yalecancercenter.org

Queremos o seu feedback!

Nosso objetivo é fornecer informações sobre o câncer que sejam úteis e fáceis de entender.

Responda à nossa pesquisa e nos diga o que fizemos corretamente e o que poderíamos melhorar.

NCCN.org/patients/feedback

Índice

Made in the USA
Monee, IL
05 November 2026

67382556R00040